跟师赵绍琴侍诊笔记

——二十年师徒传心录

（第二辑）

李刘坤　编著

北京科学技术出版社

图书在版编目（CIP）数据

跟师赵绍琴侍诊笔记 : 二十年师徒传心录 . 第二辑 / 李刘坤编著 . — 北京 : 北京科学技术出版社 , 2020.10

ISBN 978-7-5714-0895-4

Ⅰ . ①跟⋯ Ⅱ . ①李⋯ Ⅲ . ①中医临床—经验—中国—现代 Ⅳ . ① R249.7

中国版本图书馆 CIP 数据核字 (2020) 第 072318 号

策划编辑：刘　立
责任编辑：周　珊　刘　立
责任印制：李　茗
封面设计：源画设计
出　版　人：曾庆宇
出版发行：北京科学技术出版社
社　　　址：北京西直门南大街 16 号
邮政编码：100035
电　　　话：0086-10-66135495（总编室）
　　　　　　0086-10-66113227（发行部）
网　　　址：www.bkydw.cn
印　　　刷：三河市国新印装有限公司
开　　　本：710mm×1000mm　1/16
字　　　数：166 千字
印　　　张：10.5
版　　　次：2020 年 10 月第 1 版
印　　　次：2020 年 10 月第 1 次印刷
ISBN 978-7-5714-0895-4

定　　价：49.00 元

前　言

　　医之有案，如国之有史，贵在真实。其案愈真，愈能将其经验与教训示人，则价值愈高。本书所示恩师赵绍琴医案，乃笔者随师侍诊的真实记录，包括望闻问切所得脉舌症、辨证立法用药之处方、口头嘱咐之煎服方法及忌口等注意事项、药后疗效及随证变法处理等内容。

　　恩师赵绍琴乃当代著名中医学家、中医教育家、首批国家级名老中医、北京中医药大学首批中医终身教授，生于 1918 年 12 月 4 日，卒于 2001 年 1 月 30 日，享年 83 岁。其曾祖父、祖父、父亲均为清代御医，父亲文魁公更于清末任太医院院使（院长），学验俱丰，名倾朝野。赵老自幼随父学医，尽得家传，并熟背诸多中医经典，积累了深厚的中医学基础。1934 年从北京育英中学毕业后，考入国医专科学校专攻中医。1939 年考取行医执照，继承父业，悬壶京城。为提高临证诊疗水平，又先后从学于御医韩一斋、瞿文楼和"京城四大名医"之一的汪逢春，数年之间，便集家学与诸名师真传于一身，临床疗效卓著，医名震于京师。1950 年，赵老又参加当时卫生部举办的第一期中医进修班，系统地学习了现代医学知识，并在西医医院实习进修，使自己的临证诊疗水平更上一层楼。从 1956 年起，先后受聘于北京市卫生局在职西医学习中医讲习会、北京中医学院（北京中医药大学前身）等，讲授中医儿科学、中药学等课程。1958 年后，长期在北京中医学院附属东直门医院负责内科临床及教学工作。1977 年后，出任北京中医学院温病教研室主任，成为国家批准的首批中医终身教授、研究生导师，并担任中国中医药学会内科学会顾问，中国医学基金会理事，第七、八届全国政协委员，第六、七届北京市政协常委等职。

　　赵老为人谦虚谨慎，平易近人；视病人如亲人，不分贫富贵贱，一视同仁，全力相救，医德高尚；视学生如子女，教书育人，倾囊相授，精心培养。赵老治学，既重理论，更重实践，从医 60 多年，虽常常忙于教学，但始终不离临床，故医术精湛，成就斐然，无论对外感热病，还是内伤杂病，都深有研究，积累了丰富的诊疗经验，形成了自己独特的学术思想，更以辨证准、用药少、药量轻、效果灵而扬名中外，被誉为"平正轻灵"之一代名医。他还善于总结经验，笔耕不辍，有数十篇医学论文和《温病纵横》《温病浅谈》《文魁脉学》《赵文魁医案选》《赵绍琴临证400法》《赵绍琴内科学》等医学专著传世，嘉惠后学。

1979年，笔者有幸考取赵老的研究生，攻读中医温病学；更有幸的是，1981年毕业后，还能留在温病教研室，在赵老身边工作，得以长期聆听教诲，并经常随师侍诊，增长见识，直至赵老2001年去世，时间长达20余年。20多年随师学习，从学术思想到临床经验，虽不敢谓尽得其传，但确实受益良多。尤其是随师侍诊所记录的大量诊疗案例，更是一份极为珍贵的临床医学资料。多年来，笔者始终将其置于案头，一有空闲，即取而阅之，时时体念赵老诊断辨证之特色、立法用药之巧妙，温故知新，心得日进。如今，赵老已辞世十有九年，每念师恩如山，无以为报，深感愧疚，遂将多年私藏之医案记录分门别类，整理成册，公之于世，以期与同道共享，并广泽众生，或可报师恩于万一。

医案后的"诊疗思路"是笔者对赵老的诊疗思路、治法、用药特色所做的深刻的剖析与解读，希望能帮助读者更好地学习赵老的诊疗经验。

当然，赵老之学识博大精深，临床诊疗，随证迁移，方法变化无穷，笔者于"诊疗思路"处所抒心得只是管窥之见。故读此书者，当以探究赵老原案为主，笔者所做的分析仅供参考。

北京中医药大学　李刘坤
2020年7月

目　录

冠心病

中医学认为，冠心病的主要病因是情志失调、饮食不节、年老肾衰、缺乏运动等，证型复杂多变，临床要审因辨治。

气虚而致胸痹：益气宣痹通络

王某，女，44岁，1984年11月5日诊。冠心病，脉象缓软，舌苔白腻，血压偏低，自觉头晕，胸闷，心前区不适。

治法：益气宣痹，通络缓痛。

处方：瓜蒌10克，薤白10克，半夏10克，枇杷叶10克，旋覆花（包）10克，黄芪10克，蝉蜕6克，僵蚕6克，杏仁10克。5剂，每日1剂，水煎，早、晚分2次，空腹服用，每服加白酒2滴。

【诊疗思路】本例冠心病患者病情较为特殊。一般的冠心病患者往往多兼血压偏高，而该患者则是血压偏低，再结合其头晕、脉象缓软无力，显然其病证与气虚密切相关。再从胸闷及心前区不适（疼痛不甚明显）、舌苔白腻等症来看，其病机以气虚引起的气滞为主，而血瘀不重，故赵老治疗用瓜蒌、薤白、半夏、枇杷叶、旋覆花、黄芪、蝉蜕、僵蚕、杏仁等，重在理气以宣痹、益气以活血，基本未直接用活血化瘀之药。另外，值得一提的是，赵老在本案治疗中巧用瓜蒌薤白半夏汤。张仲景《金匮要略》治疗胸痹的瓜蒌薤白半夏汤，原方是用白酒（有说法认为其实为现在的黄酒）与瓜蒌、薤白、半夏同煮，其白酒用量较多，但煎煮后所留白酒的成分并不多。赵老不用酒煮，而是服药时加白酒2滴。这样的用法，既节约用酒，又不减其助药行气活血之效，可谓师古而不泥古，继承中又有创新，非常值得我辈学习。

冠心病气滞痰阻，气虚血瘀：理气化痰，益气活血

梁某，男，62岁，1980年10月29日诊。患冠心病八年，两脉沉软，舌淡红，苔白腻，唇紫，胸闷痰多，心前区时有作痛。

治法：理气化痰以畅胸阳，益气活血以通心脉。

处方：旋覆花（包）10克，薤白10克，半夏12克，瓜蒌12克，片姜黄6克，杏仁10克，生黄芪15克，三七粉（分冲）2克。6剂，每日1剂，水煎，早、晚分2次，空腹服用。

【诊疗思路】从本例冠心病患者胸闷、心前区作痛、唇紫等症来看，其系气滞血瘀之征；但再从其痰多、两脉沉软、苔白腻来看，又有气虚痰阻之象。因此可以说，该患者之所以出现气滞血瘀，与其气虚痰阻有着密切的关系。中医学认为，气与血关系密切，气为血帅，血为气母，气足方可行血，血足有利载气。本例患者气虚，推动气血运行无力，必然会使气滞血瘀，无力运化水湿，从而导致痰湿内停，而痰湿内停，又进一步阻滞气机，使气血运行更加不畅。因此，赵老治疗本证，不仅注重理气活血，而且重视益气化痰。方中旋覆花既可理气开郁，又可化痰宽胸，故用以为君。瓜蒌、薤白、半夏三药，具有行气解郁、通阳散结、祛痰宽胸的功效，为张仲景《金匮要略》治疗胸痹名方瓜蒌薤白半夏汤的主药（原方中还有白酒）。《金匮要略》原文说："胸痹不得卧，心痛彻背者，瓜蒌薤白半夏汤主之。"可见其理气化痰、宽胸止痛功效非凡。在此基础上，赵老更加杏仁以宣肺理气，加黄芪以益气活血，加姜黄以通经，加三七粉以止痛。诸药合用，理气化痰则胸阳易畅，益气活血则心脉易通。胸阳畅，心脉通，则胸闷心痛等症自除。

另外，值得注意的是，关于三七的功效，现在的认识有些混乱。很多学者将其说成是活血化瘀药，因此，不少血脂高、血液黏稠、冠心病、脑血栓形成、腔隙性脑梗死、脑栓塞的患者，常服三七粉以活血化瘀。其实，三七最主要的功效是止血和消肿止痛，现代研究也证实其有促进凝血的作用，故多用于治疗各种出血，如枪伤、刀伤、跌打损伤出血，或咳血、吐血、便血、衄血、尿血等。因出血造成的局部瘀血肿痛，用三七后，往往能促进肿痛消退，故有人认为其活血化瘀作用实际上仍是其止血作用的体现。因此，若不是因出血引起的瘀血，或局部疼痛不严重者，最好不要轻易使用三七，以免活血不成，反致凝血。

冠心病痰浊阻滞，胸阳不振：理气化痰，温通胸阳

国某，男，58岁，1984年12月3日诊。冠心病，心前区满闷不舒，舌苔白润，脉象濡缓。

治法：理气化痰，温通胸阳。

处方：全瓜蒌10克，薤白10克，半夏10克，陈皮6克，旋覆花（包）10克，郁金6克，焦麦芽10克。6剂，每日1剂，水煎，早、晚分2次，空腹服用。每服加白酒2~3滴。

【诊疗思路】本例冠心病患者病情不重，症状仅见心前区满闷不舒，结合舌苔白滑、脉象濡缓，知其病机以痰浊阻滞胸阳为主，故赵老以理气化痰、温通胸阳的瓜蒌薤白半夏汤加味治之。

冠心病痰阻热郁：化痰宣郁

谷某，女，55岁。

[初诊]1984年12月17日。冠心病，脉象沉弦细弱，舌红，苔白厚腻而浮黄，胸闷且痛，自觉气短乏力，口干。

治法：疏调气机。

处方：旋覆花（包）10克，片姜黄6克，炒枳壳6克，焦三仙（焦山楂、焦神曲、焦麦芽，下同）各10克，蝉蜕6克，僵蚕10克，白芍10克。6剂，每日1剂，水煎，早、晚分2次，空腹服用。

[二诊]1984年12月24日。仍胸闷胸痛，气短乏力，两脉濡软无力，舌红，苔白厚浊而浮黄，口干。拟疏调气机，祛痰通络。旋覆花（包）10克，片姜黄6克，蝉蜕6克，僵蚕10克，瓜蒌10克，薤白10克，半夏10克，焦三仙各10克。6剂，每日1剂，水煎，早、晚分2次，空腹服用。

【诊疗思路】该冠心病患者虽自觉气短乏力，很像气虚，但赵老据其舌红、苔白厚浊等客观之症，认为诸症皆因痰浊阻滞气机所致，故治疗不用补气之药，而主要用旋覆花、片姜黄、炒枳壳、蝉蜕、僵蚕、焦三仙等，升降气机，宽胸理气，消导化痰，以达通络止痛之效。然而，初诊时化痰通阳之力显然不足，故效果不显。二诊时，赵老及时加入瓜蒌、薤白、半夏三药，以期增强化

痰宽胸、通阳止痛之效。

冠心病肝胃气滞郁热：疏调气机，先治肝胃

周某，女，58岁。

[初诊] 1983年10月17日。冠心病，两脉弦滑且数，舌胖，苔糙白根厚，头晕，项背沉重，夜寐梦多，胃脘及胁腹胀满，心电图检查示T波倒置。

治法：疏调气机，先治肝胃。

处方：旋覆花（包）10克，片姜黄6克，晚蚕沙10克，菊花10克，枇杷叶10克，杏仁10克，木香6克，香附10克，焦三仙各10克。6剂，每日1剂，水煎，早、晚分2次，空腹服用。

[二诊] 1983年11月7日。胃脘及胁腹胀满等症减轻，但仍头晕，心烦，夜寐不安，两脉弦细且滑，舌胖，苔白糙老且干，全属郁热上扰之象，以清泄肝胆之热为治。竹茹6克，半夏10克，黄连粉（分冲）3克，晚蚕沙10克，苦丁茶10克，白芍10克，白头翁10克，焦三仙各10克。6剂，每日1剂，水煎，早、晚分2次，空腹服用。

【诊疗思路】本例患者虽有冠心病，但就诊时胸闷、胸痛等冠心病的症状并不明显，而是以头晕、心烦、胃脘及胁腹胀满、夜寐梦多等症为主，故治疗并非主要针对冠心病，而是以竹茹、半夏、黄连、晚蚕沙、苦丁茶、白头翁、焦三仙等，疏调肝胃气机、清泄肝胆湿热为主。

冠心病痰湿内盛兼有郁热：清化痰浊，兼以泄热

穆某，女，49岁。

[初诊] 1980年10月15日。冠心病，体丰而痰湿素盛，脉象濡滑，沉取弦数有力，舌尖红，苔白腻浮黄，胸脘堵闷，四肢发麻，大便溏薄，下肢浮肿。

治法：清化痰浊，兼以泄热。

处方：紫苏子10克，莱菔子10克，白芥子3克，冬瓜子20克，皂角6克，川楝子10克，焦三仙各10克，防风6克，防己6克，竹茹6克。10剂，每日1剂，水煎，早、晚分2次，空腹服用。每周连服5剂，休息2天。

[二诊] 1980 年 10 月 29 日。体丰湿盛，两脉濡滑略数，舌尖红，苔腻微黄，胸脘堵闷减轻，仍四肢发麻，下肢浮肿，再予清化痰浊。紫苏子 10 克，莱菔子 10 克，白芥子 3 克，冬瓜子 20 克，皂角 6 克，川楝子 10 克，焦三仙各 10 克，防风 6 克，防己 6 克，竹茹 6 克，青黛（另包，睡前冲服）1 克。16 剂，每日 1 剂，水煎，早、晚分 2 次，空腹服用。每周连服 4 剂，休息 3 天。

[三诊] 1980 年 11 月 26 日。近日外感风热，咳嗽身热，舌红，苔腻浮黄，两脉仍滑数有力。拟疏散风热，清化痰浊。紫苏子 10 克，莱菔子 10 克，白芥子 6 克，前胡 6 克，杏仁 10 克，紫苏叶 6 克，桑叶 10 克，淡豆豉 10 克，半夏 10 克，皂角 6 克，焦三仙各 10 克。4 剂，每日 1 剂，水煎，早、晚分 2 次，空腹服用。

[四诊] 1981 年 3 月 11 日。两脉弦滑且数，按之则濡，近日胸闷且痛，四肢酸痛麻木，舌红，苔白腻糙老，乃痰湿阻滞。治以清化痰湿，疏畅气机。旋覆花（包）10 克，瓜蒌 10 克，薤白 6 克，半夏 10 克，茯苓 10 克，竹茹 6 克，焦麦芽 10 克，白术 10 克，枳壳 6 克。6 剂，每日 1 剂，水煎，早、晚分 2 次，空腹服用。

【诊疗思路】本例冠心病患者症状复杂，初诊时既见胸闷，又见胃脘堵闷、四肢发麻、大便溏薄、下肢浮肿等症，若临床经验不足，往往辨证无从入手，治疗顾此失彼，见胸闷即理气宽胸，见胃脘堵闷即理气和胃，见四肢麻木即活血通络，见大便溏薄即健脾止泻，见下肢浮肿即利水消肿。这样就是辨证没有抓住疾病总的病机，因此不能从根本上加以治疗，而只是头痛医头、脚痛医脚，很难达到良好的效果。赵老辨治则不然，而是首先从整体病机上加以分析，无论其症状多么复杂，但根据其体丰、脉濡滑弦数、舌尖红、苔白腻等症，认为其病机主要为痰湿内盛，兼有郁热，故治疗重在清化痰浊，兼以泄热。方用三子养亲汤加味，正体现了这一辨治思路。

紫苏子、莱菔子、白芥子、冬瓜子、皂角子五子，是赵老临床治疗痰浊内盛最常用的药物，可称为五子化痰汤，是在古人三子养亲汤的基础上加冬瓜子、皂角子而成的，有非常好的化痰降脂减肥效果。有时药店没有皂角子，赵老即将其换为皂角，这样也可收到相似的效果。目前我在临床上将上述五子中的皂角子换成决明子，称其方为五子降脂汤，用于治疗痰浊内盛引起的高脂血症、肥胖、脂肪肝、高血压、冠心病、脑梗死、糖尿病等，都收到了非常好的效果。

冠心病痰热积滞内阻，新感风邪：宣郁透邪，化痰导滞

徐某，男，69岁，1980年10月29日诊。冠心病已八年多，心前区疼痛，时轻时重，两脉濡滑，按之有力，舌质绛，苔糙黄垢厚，近因感冒，胸闷鼻塞，咳嗽痰多，脘胀纳呆，痰湿蕴热互阻。

治法：宣郁化湿，肃降止咳，兼以导滞。

处方：紫苏叶6克，紫苏梗6克，半夏10克，陈皮6克，旋覆花（包）6克，杏仁10克，厚朴6克，冬瓜子10克，焦三仙各10克，大腹皮10克，木香6克，鸡内金10克。6剂，每日1剂，水煎，早、晚分2次，空腹服用。

【诊疗思路】本例为冠心病而又感冒的患者，诊见胸闷鼻塞、咳嗽痰多、脘胀纳呆、两脉濡滑有力、舌质绛、苔糙黄垢厚等症，显系风邪外袭、痰热积滞内阻、内外气机不畅所致。故赵老治之，用紫苏叶宣郁化湿以透热外出；旋覆花、紫苏梗、冬瓜子、陈皮、杏仁、厚朴等，肃降肺气以化痰止咳，通畅胸阳；大腹皮、焦三仙、木香、鸡内金等，理气消食以导滞开胃。诸药合用，透邪化痰以治新病，通畅胸阳兼顾旧病，正体现了中医治病求本和急则治标、缓则治本的治疗原则。

冠心病痰热阻滞，肺气不宣：宣降肺气，化痰泄热

张某，女，58岁，1985年1月21日诊。冠心病，心前区时痛，口干且苦，头目不清，舌红，脉象濡滑略数，体丰而痰湿素盛，肺气不宣，故胸中满闷不舒。

治法：宣肃化痰泄热。

处方：旋覆花（包）10克，紫苏子10克，莱菔子6克，白芥子5克，白蒺藜10克，苦丁茶10克，菊花10克，焦三仙各10克，大腹皮10克，竹茹6克。6剂，每日1剂，水煎，早、晚分2次，空腹服用。

【诊疗思路】本例冠心病患者体态丰满，故赵老认为其痰湿素盛。痰湿阻滞肺气胸阳，则常感胸闷，甚则心前区作痛；口干且苦，头目不清，为痰湿化

热上蒸所致；舌红，脉象濡滑略数，也为痰热之征。由此可见，患者虽然症状繁多，但其发生都与痰热阻滞气机有关，故赵老用旋覆花、紫苏子、莱菔子、白芥子、白蒺藜、苦丁茶、菊花、焦三仙、大腹皮、竹茹等，宣降气机，化痰泄热，正是抓住了病机，抓住了疾病发生的根本原因，这也正是中医治病求本原则的充分体现。

心悸

心悸是指患者自觉心跳异常或心慌不安的一种症状，多因气血虚弱、痰饮内停、气滞血瘀等因素所致。中医根据其病情轻重和发病情况不同，又有不同的名称。病情较轻，常因惊吓、恼怒等外因触发者，称为"惊悸"；病情较重，外无所触，稍劳即作者，称为"怔忡"。临床主要分心虚胆怯、心脾两虚、阴虚火旺、心血瘀阻、水气凌心、心阳虚弱等证型进行治疗。

气滞湿阻致心悸：宣郁化湿，条达气机

龚某，男，47岁。

[初诊] 1983 年 11 月 28 日。久居西藏工作，两脉沉软，重按弦细，滑而略数，时有停搏，自觉心悸胸闷，烦躁不安，夜寐梦多，口干而不欲饮，中脘堵满，舌苔白腻糙老且干。

治法：宣郁化湿，条达气机。

处方：旋覆花（包）10 克，片姜黄 6 克，蝉蜕 6 克，僵蚕 6 克，杏仁 10 克，半夏 10 克，生黄芪 10 克，冬瓜皮 20 克，炒苍术 6 克，炒白术 6 克，焦麦芽 10 克。6 剂，每日 1 剂，水煎，早、晚分 2 次，空腹服用。

[二诊] 1983 年 12 月 12 日。药后心悸胸闷等症减轻，但近日又有增重趋势，两脉沉软，重按弦滑且数，舌苔白而糙老浮黄根厚，湿热蕴郁，用清化痰热方法治之。佩兰（后下）10 克，桑叶 10 克，菊花 10 克，白蒺藜 10 克，竹茹 6 克，半夏 10 克，陈皮 6 克，黄连粉（分冲）2 克，焦三仙各 10 克。6 剂，每日 1 剂，水煎，早、晚分 2 次，空腹服用。

［三诊］1983年12月19日。诸症减轻，舌苔白腻而厚，湿滞中阻，再以清化痰热方法治之。佩兰（后下）10克，黄芩10克，菊花10克，晚蚕沙10克，竹茹6克，半夏10克，陈皮6克，莱菔子10克。6剂，每日1剂，水煎，早、晚分2次，空腹服用。

【诊疗思路】本案患者心悸而两脉沉软，说明有气虚的一面，但重按则脉象弦细，滑而略数，且伴胸闷、烦躁不安、夜寐梦多、中脘堵满等症，则又显示并非以虚证为主，而是以气滞湿阻为重。故赵老治之，不是着重益气，而是用旋覆花、片姜黄、蝉蜕、僵蚕、杏仁、半夏、冬瓜皮、炒苍术、焦麦芽等，宣畅气机而透泄湿浊为先。由此可见，中医临床诊治，对于寒热虚实错综复杂之证，辨清矛盾主次，决定补泻孰多孰少，孰先孰后，非常重要。

气滞湿阻、郁热内扰致心悸：疏调气机，透泄郁热

顾某，女，45岁。

［初诊］1983年10月17日。脉象沉软，按之弦滑，舌瘦尖红，苔白微腻，时觉心悸胸闷，夜寐梦多，心烦急躁，身体乏力。

治法：疏调气机，透泄郁热。

处方：旋覆花（包）10克，片姜黄6克，蝉蜕6克，僵蚕10克，大腹皮10克，木香6克，香附10克，焦三仙各10克，竹茹6克。6剂，每日1剂，水煎，早、晚分2次，空腹服用。

［二诊］1983年10月24日。两脉沉软且滑，舌瘦尖红，夜寐梦多，心悸乏力，心烦急躁，用苦泄折热方法治之。竹茹6克，半夏10克，胡黄连6克，黄芩10克，白芍10克，蝉蜕6克，僵蚕10克，焦三仙各10克。6剂，每日1剂，水煎，早、晚分2次，空腹服用。

［三诊］1983年10月31日。心悸减轻，体力有增，仍夜寐欠安，舌红，苔白腻，脉象濡滑，以温胆汤加减治之。紫苏子10克，莱菔子10克，竹茹6克，半夏10克，枳壳6克，陈皮6克，黄芩10克，杏仁10克，防风6克。4剂，每日1剂，水煎，早、晚分2次，空腹服用。

［四诊］1983年11月7日。心悸减轻，夜寐渐安，但近日头晕时作，右脉弦细且滑，左脉弦滑，舌苔白腻，拟清化痰浊，以定头晕。晚蚕沙10克，菊

花 10 克，苦丁茶 10 克，白蒺藜 10 克，半夏 10 克，陈皮 6 克，紫苏子 10 克，莱菔子 10 克，冬瓜子 10 克，焦三仙各 10 克。6 剂，每日 1 剂，水煎，早、晚分 2 次，空腹服用。

［五诊］1983 年 11 月 21 日。近日又觉胸闷心悸，急躁多梦，舌绛，苔白糙老，口干不欲饮，脉象沉滑，按之略数，再以清化痰浊、苦泄折热方法治之。旋覆花（包）10 克，片姜黄 6 克，竹茹 6 克，黄连粉（分冲）2 克，佩兰（后下）10 克，藿香（后下）10 克，紫苏子 10 克，莱菔子 10 克，冬瓜子 20 克，焦三仙各 10 克。6 剂，每日 1 剂，水煎，早、晚分 2 次，空腹服用。

【诊疗思路】本案患者初诊虽见心悸乏力、脉象沉软，貌似气虚，但按之脉象弦滑，且伴胸闷梦多、心烦急躁、舌瘦尖红、苔白腻等症，显然气虚之象仅为假象，而气滞湿阻、郁热内扰方为本质。故赵老治之，不予补益，仅用旋覆花、片姜黄、蝉蜕、僵蚕、大腹皮、木香、香附、竹茹等，疏畅气机，透泄郁热，即获良效。可见治病必求其本，不可一见乏力即用补益。

痰热郁阻、阴血不足致心悸：清化痰热，养血育阴

张某，女，56 岁。

［初诊］1983 年 10 月 24 日。心悸不安，胸闷气短，心烦急躁，舌紫，苔白滑润，脉象弦滑且数。胆热湿郁。

治法：清化痰热。

处方：竹茹 3 克，龙胆 3 克，荆芥炭 10 克，防风 6 克，黄芩 6 克。3 剂，每日 1 剂，水煎，早、晚分 2 次，空腹服用。

［二诊］1983 年 11 月 7 日。胸闷心烦减轻，但仍时有气短心悸，舌淡红，苔白，脉象细弱，治以养血育阴为主。旋覆花（包）10 克，茯苓 10 克，太子参 6 克，白术 6 克，川芎 10 克，当归 10 克，生地黄 10 克，白芍 10 克，生牡蛎（先煎）10 克。4 剂，每日 1 剂，水煎，早、晚分 2 次，空腹服用。

【诊疗思路】本案患者，初诊与二诊虽均见心悸，但病因病机不同，故治法迥异。初诊见心悸不安，胸闷气短，心烦急躁，舌紫，苔白滑润，脉象弦滑且数，辨为胆热湿郁之证，故用竹茹、龙胆、荆芥炭、防风、黄芩，清化痰热

为主。二诊见胸闷心烦减轻，时有气短心悸，舌淡红，苔白，脉象细弱，显然为阴血不足之证，故用太子参、白术、川芎、当归、生地黄、白芍、生牡蛎等，养血育阴为主。

高血压

高血压（此处指原发性高血压），属于中医学的"头痛""眩晕"等证候范畴，多与肝、肾、脾胃有关。中医学认为，长期的精神刺激、过食肥甘厚味、劳伤过度或年老肾亏，致人体阴阳失调，是导致发病的主要原因。临床上主要分肝火亢盛、阴虚阳亢、阴阳两虚、血虚肝旺、痰湿壅盛、痰热内盛、气滞血瘀等证型。肝火亢盛型临床表现为眩晕，头痛，面红目赤，口干口苦，急躁易怒，大便秘，小便黄，或惊悸，舌质红，苔黄干燥，脉弦或弦数有力等；治宜清泄肝火。阴虚阳亢型临床表现为眩晕，头痛，头重脚轻，耳鸣，健忘，腰膝酸软，五心烦热，心悸失眠，舌质红，苔薄白，或少苔，脉弦细而数等；治宜滋阴潜阳。阴阳两虚型临床表现为眩晕，头痛，耳鸣，心悸，腰膝酸软，失眠多梦，夜间多尿，畏寒肢冷，或肌肉颤动，舌质淡或红，苔白，脉沉细或弦细等；治宜育阴助阳。血虚肝旺型临床表现为眩晕，头痛，夜寐不安，心悸气短，面色萎黄，舌质淡，苔薄白，脉沉细等；治宜养血柔肝。痰湿壅盛型临床表现为眩晕，头痛，头重如裹，胸闷腹胀，心悸，口淡食少，或吐痰涎，失眠，舌苔白腻，脉滑等；治宜祛湿化痰。痰热内盛型临床表现为眩晕，头痛，胸闷腹胀，舌红胖，舌苔黄腻，脉濡数或滑数等；治宜清化痰热。气滞血瘀型临床表现为眩晕且涨，头痛较剧，经久难解，面色瘀紫，或伴胸闷胸痛，眼底出血，舌质瘀暗，舌下经脉怒张，苔白，脉沉弦或结代不整等；治宜理气活血。

高血压湿重热轻，阻滞气机：化湿为主，宣畅气机

张某，女，56岁。

［初诊］1981年3月11日。患高血压多年，每天服西药降压，血压高低不

稳，经常头重如裹，甚则涨痛，胸腹胀满，便溏不爽，脉濡滑且数，舌淡红而胖大，苔白腻而厚。

治法：芳香以化湿邪，苦温以燥中焦，展气以退其胀。

处方：佩兰（后下）10克，藿香（后下）10克，薄荷（后下）3克，草豆蔻3克，半夏10克，陈皮6克，木香6克，大腹皮10克，片姜黄6克。6剂，每日1剂，水煎，早、晚分2次，空腹服用。

[二诊]1981年4月8日。高血压，每周服上药6剂，休息1天，连服4周，头重、头痛、腹胀等症均减，前方加减。佩兰（后下）10克，苦丁茶10克，菊花10克，晚蚕沙10克，竹茹10克，半夏10克，赤芍10克，决明子10克，旋覆花（包）10克。6剂，每日1剂，水煎，早、晚分2次，空腹服用。

[三诊]1981年4月15日。心烦急躁时则头涨且痛，舌红胖大，苔白腻，脉沉滑。痰湿内阻，化热生风，治以理气化湿，潜阳息风。天麻10克，白术10克，石决明（先煎）12克，紫贝齿（先煎）12克，紫石英（先煎）12克，旋覆花（包）10克，菊花10克，半夏12克，茯苓10克，牛膝10克。6剂，每日1剂，水煎，早、晚分2次，空腹服用。

【诊疗思路】本例高血压患者初诊见头重如裹、胸腹胀满、脉濡滑且数、舌淡红而胖大、苔白腻而厚、便溏不爽等症，显系湿重热轻、气机阻滞所致，故赵老主用理气祛湿之法治之。方中佩兰、藿香、薄荷等，重在芳香以化湿；草豆蔻、半夏、陈皮等，重在苦温燥湿；木香、大腹皮、片姜黄等，重在疏畅气机。湿去气畅，则有利于平稳血压，解除头晕诸症。然经过月余治疗，虽然诸症渐减，但每心烦急躁时则头涨头痛发作，赵老认为其系痰湿内阻、化热生风所致，故三诊时在理气化湿同时，加入石决明、紫贝齿、紫石英等药，以重镇潜阳息风。在目前临床上，多数医生认为在内伤杂病中，只有血虚和阴虚才可以引起肝风内动，而出现头涨头痛等症，故治疗时多采用养血息风和滋阴息风之法。本例患者，既有舌红胖大、苔白腻等表现，又有心烦急躁则头涨头痛等症状，显然这些症状不是由一般常见的血虚和阴虚引起的，而是湿热内盛、化火生风所致，故赵老采取非常之法，理气化湿与潜阳息风同用。由此可见，中医临床诊治任何疾病，都必须根据每一患者的实际表现，认真分析，仔细辨证，随证立法用药，不可仅凭想象而轻率行事。

高血压痰热内盛，阻滞气机：清化痰热，疏畅气机

梁某，女，53岁。

[初诊]1983年11月7日。高血压日久，体丰湿盛，经常头目眩晕，心烦，舌淡红而胖，苔白腻，脉象濡滑。

治法：清化痰热。

处方：紫苏子10克，莱菔子10克，旋覆花（包）10克，片姜黄6克，竹茹6克，黄芩10克，焦三仙各10克。6剂，每日1剂，水煎，早、晚分2次，空腹服用。

[二诊]1983年11月21日。服上药两周，头目眩晕及心烦减轻，但近日胸闷，中脘亦堵满不舒，脉舌如前，痰湿内阻，用宣肃化痰方法。旋覆花（包）10克，片姜黄6克，瓜蒌10克，薤白10克，半夏10克，紫苏子10克，莱菔子10克，白芥子6克，冬瓜子10克。6剂，每日1剂，水煎，早、晚分2次，空腹服用。

【诊疗思路】本例高血压患者，无论初诊、二诊，单从舌淡红而胖、苔白腻、脉象濡滑等脉舌来看，均系内有痰湿，但初诊见症以头目眩晕和心烦为主，故赵老认为其痰热明显，且上蒸头目为重，故治疗除用紫苏子、莱菔子、旋覆花等药以理气化痰外，特用竹茹、黄芩以清化痰热；二诊见症则以胸脘满闷为主，头目眩晕及心烦减轻，说明上蒸之热虽减而痰湿阻气反而加重，故治疗则随证变法，将清化痰热法改为理气化痰法，用药则去上方清化痰热之竹茹、黄芩，加半夏、白芥子、冬瓜子等药，以增强化痰祛湿之力，并加瓜蒌、薤白，增强理气通阳之力，以解胸脘满闷之苦。

高血压肝胆郁热伤阴：清泄肝胆，凉血育阴

韩某，女，53岁，1980年9月17日诊。高血压，脉象弦滑且数，肝胆郁热上扰，经常头目眩晕，甚则头痛，舌瘦尖红。

治法：清痰热，兼以凉血；育阴分，兼定头眩。

处方：钩藤（后下）10克，晚蚕沙10克，菊花10克，炒地榆10克，龙胆3克，炒槐米10克，白头翁10克，黄芩10克，焦三仙各10克。6剂，每

日1剂，水煎，早、晚分2次，空腹服用。

【诊疗思路】本例高血压患者，症见经常头目眩晕、头痛，赵老还据其脉象弦滑而数，辨其肝胆痰热内郁，又据舌瘦尖红，辨其阴虚血热，故治疗既用钩藤、龙胆、黄芩、晚蚕沙、菊花等药，清化痰热，平肝息风；又用炒地榆、炒槐米、白头翁等药，凉血育阴，柔肝缓急。如此双管齐下，使痰热去，阴血足，气机调畅，筋脉柔缓，则头目眩晕、头痛等症自除。

高血压肝胆郁热，阴虚阳亢：清泄肝胆，滋阴潜阳

李某，男，45岁，1984年3月5日诊。高血压，今日血压170/130毫米汞柱，头目眩晕，后脑勺发紧，脉象弦滑，舌红绛而干，苔白而糙老，肝胆郁热，肾阴亏损。

治法：清上实下，治在肝肾。

处方：白蒺藜10克，沙苑子15克，生地黄10克，菊花10克，苦丁茶10克，竹茹6克，蝉蜕6克，僵蚕6克，片姜黄6克，川芎10克，珍珠母（先煎）20克。6剂，每日1剂，水煎，早、晚分2次，空腹服用。

【诊疗思路】本例患者，除有高血压常见的头目眩晕、后脑勺发紧等症外，又见脉象弦滑，舌红绛而干，苔白而糙老，故赵老辨为肝胆郁热、肾阴亏损之证。肝胆郁热与肾阴亏损互为影响。肝胆郁热越重，则越易耗伤肾阴；肾阴越亏，不能制火，则肝胆郁热越甚。因此，治疗须一方面清泄肝胆郁热，一方面滋养肾阴。赵老所谓清上实下，治在肝肾，即是此意。方中用白蒺藜、菊花、苦丁茶、竹茹、蝉蜕、僵蚕、片姜黄、川芎等，正是疏肝解郁、清泄肝胆郁热以清上；沙苑子、生地黄、珍珠母等，正是滋阴潜阳以实下。由此可见，中医临床诊疗疾病，从诊察脉舌色症而搜集病情资料，到分析病因病机、辨证、立法、用药等，是一个非常复杂而环环相扣的系统过程，每一步都必须严肃认真，一丝不苟地对待，任何一个环节出现错误，都会导致全盘诊疗的失败。

高血压肝胆郁热，三焦气阻：苦泄折热，疏畅气机

耿某，女，59岁，1985年3月18日诊。两脉弦滑有力，舌红尖绛，苔白而干燥，高血压十余年，近日头目眩晕较甚，夜寐梦多，胃纳欠佳，时有腹

胀，大便不畅，证属肝胆郁热。

治法：苦泄折热，疏畅气机。

处方：龙胆3克，川楝子10克，片姜黄6克，佩兰（后下）10克，生地榆10克，白头翁10克，竹茹6克，生大黄粉（分冲）0.5克，钩藤（后下）10克，菊花10克。6剂，每日1剂，水煎，早、晚分2次，空腹服用。

【诊疗思路】从本例高血压患者头目眩晕、夜寐梦多、胃纳欠佳、时有腹胀、大便不畅、两脉弦滑有力、舌红尖绛、苔白而干燥等症来看，其病因病机既有肝胆郁热的一面，又有胃肠气机不畅的一面。肝胆郁热上扰清阳则头目眩晕，内扰心神则夜寐梦多；三焦气机不畅则纳呆腹胀，大便不畅。赵老治之，一方面用龙胆、川楝子、竹茹、生地榆、白头翁等，苦寒清热凉血，以泄肝胆之热；一方面用佩兰、片姜黄、钩藤、菊花、大黄等，宣上导下，以畅周身气机。可谓法随证立，切中病机；药随法行，丝丝入扣。肝胆郁热除，周身气机畅，则头晕、梦多、腹胀等症自消。

高血压肝郁血热，伤阴动血：清肝凉血，滋阴潜阳

李某，男，53岁，1984年11月12日诊。患高血压多年，经常头痛、鼻衄，舌红，苔薄黄，脉象濡滑，沉取有力。

治法：清肝热，求其痛解；凉血分，以止鼻衄。

处方：珍珠母（先煎）20克，桑叶10克，菊花10克，白蒺藜10克，苦丁茶10克，晚蚕沙10克，黄芩10克。6剂，每日1剂，水煎，早、晚分2次，空腹服用。

【诊疗思路】该患者血压高而经常头痛、鼻衄，舌红，苔薄黄，脉象濡滑，沉取有力，显然为肝郁血热所致，故赵老用桑叶、菊花、白蒺藜、黄芩、苦丁茶、晚蚕沙等，疏肝郁、清肝热以凉血分，以珍珠母清肝热并潜镇肝阳。肝经郁热透泄，肝阳不亢，则头痛自解；血得凉而不妄行，则衄血自止。

高血压阴虚阳亢，痰热蕴郁：育阴潜阳，清化痰热

张某，女，50岁，1984年12月10日诊。患高血压多年，服西药降压效果不佳，今日血压200/100毫米汞柱，脉象弦细而滑，舌苔糙老且厚，经常头

晕头痛，夜寐梦多，阴虚而肝阳上亢，且痰热蕴郁。

治法：清化痰浊，泄其肝热，兼以育阴潜阳。

处方：白蒺藜10克，晚蚕沙10克，菊花10克，牛膝3克，川芎6克，赤芍10克，首乌藤10克，竹茹6克，生牡蛎（先煎）15克，半夏10克。6剂，每日1剂，水煎，早、晚分2次，空腹服用。

【诊疗思路】高血压患者症状虽大多相似，如大多可见头晕或头痛之症，但究其致病之因及发病机制，却不尽相同。如有因肝火亢盛者，有因阴虚阳亢者，有因阴阳两虚者，有因血虚肝旺者，有因痰湿或痰热内盛者，有因气滞血瘀者。另外，有单纯一种因素引起者，也有多种复杂因素引起者。因此，临床诊断时，除抓住其头晕头痛等主观症状以利辨病外，还必须结合其脉舌所见而详细分析，探究其病因病机，做出正确的证候诊断。只有做出正确的证候诊断，才能正确地立法和用药治疗。否则，仅凭头晕头痛之症，或仅靠西医诊断的高血压病名，是无法进行正确治疗的。对该例患者的诊断，赵老正是在抓住其头晕头痛、夜寐梦多等症的基础上，又认为脉象弦细而滑为肝经郁热伤阴之象，舌苔糙老且厚为痰热蕴郁之征，故辨其为阴虚阳亢、痰热蕴郁之证，而用白蒺藜、菊花、川芎、晚蚕沙、竹茹、半夏等，疏泄肝热，清化痰浊；牛膝、赤芍、首乌藤、生牡蛎等，育阴潜阳，引火下行，养心安神。诸药合用，使痰热祛除，肾阴得充，肝阳得潜，阴阳平衡，心神得养，则头晕头痛多梦等症自除。

高血压阴阳俱虚：双补阴阳

李某，男，72岁，1980年9月17日诊。患高血压多年，服降压药及牛黄降压丸等中成药，效果不佳。形体消瘦，头晕乏力，腰膝酸软，夜间尿频，身体畏寒，咽喉干燥，舌红干瘦，苔白，脉沉细略数，阴阳俱虚。

治法：双补阴阳。

处方：熟地黄15克，生黄芪20克，川芎15克，补骨脂10克，桑寄生10克，生白术10克，当归10克，川续断10克，菟丝子10克。3剂，每日1剂，水煎，早、晚分2次，空腹服用。

【诊疗思路】长期以来，在中医临床上，不少医生见高血压患者后，不是根据患者的脉舌色症认真辨证论治，而往往胸有成见，认为高血压就是肝火亢盛或阴虚阳亢所致，故多采用清泄肝火或滋阴潜阳方法治之，结果见效者寥寥。更有很多高血压患者，见西药效果不佳或惧怕西药不良反应时，往往想用中药治疗，但不是请医生好好辨证处方，而是直接到药店里买点带有降压名称的中成药，如牛黄降压片、罗布麻降压片等，本想图方便省事，结果却效果不灵。岂知引起高血压的病因病机非常复杂，只有根据具体患者的具体病情，进行认真的辨证论治，才可能取得良好的效果。本例患者年老体弱，病程日久，症见形体消瘦，头晕乏力，腰膝酸软，夜间尿频，身体畏寒，咽喉干燥，舌红干瘦，苔白，脉沉细略数等，当为阴阳两虚之证，治疗自当阴阳双补。之前所用牛黄降压丸，主要是治疗心肝火旺、痰热壅盛所致的高血压病证，用于阴阳两虚患者，显然是药不对证。赵老方中用熟地黄、当归、川芎、桑寄生、川续断等养血益阴，生黄芪、生白术、补骨脂、菟丝子等益气补阳。如此阴阳双补，则阴平阳秘，气血充足，筋骨强健，而头晕乏力，腰膝酸软，畏寒咽干等症自除。

另外，赵老临床治疗慢性疾病，一般每次开药 6 剂，而治疗本例老年体弱高血压患者，一次仅开 3 剂，意在及时观察疗效，以便随时根据病情变化调整用药，可见其对患者的良苦用心。

脑血栓

脑血栓起病急骤，发病两周内为急性期，亦为高危险期，常因窍闭神昏或津气外脱而危及生命，故治疗重点是开窍醒神和扶正固脱以救急。两周后至半年为恢复期，是肢体和言语活动恢复较快时期。半年以后，肢体和言语活动仍不能恢复者，则为后遗症期。本病属于中医学"中风""卒中""喑痱""偏枯"等病证范畴。

脑血栓之痰浊阻络证：理气化痰通络

王某，女，70 岁。

[初诊] 1983 年 11 月 7 日。脑血栓后遗症，左脉寸关弦滑，沉取有力，右

脉濡滑弦细，舌苔白腻而厚，脑血栓后络脉不和，四肢麻木，饮水则呛，言语不利。

治法：清化痰湿。饮食当慎。

处方：白芥子6克，皂角子3克，桑枝10克，川郁金6克，槟榔10克，莱菔子10克，紫苏子10克，木瓜10克。6剂，每日1剂，水煎，早、晚分2次，食后服用。

［二诊］1983年11月14日。脑血栓后遗症，言语不利，舌质瘀暗，苔薄白，用理气活血化瘀方法。旋覆花（包）10克，片姜黄6克，炒地龙10克，当归尾6克，赤芍10克，川芎20克，焦三仙各10克。6剂，每日1剂，水煎，早、晚分2次，食后服用。

【诊疗思路】本案初诊与二诊，虽均为治疗脑血栓后遗症，但所用治法方药明显不同。初诊主要用三子养亲汤加味，以理气化痰通络；二诊则主要用旋覆花、片姜黄、地龙、当归尾、赤芍、川芎等，以理气活血，化瘀通络。此也为中医同病异治的体现之一。由此可见，同病异治不仅常用于相同疾病而不同体质的患者，即使同一患者，在不同的时期，若证候不同，则治法也不同。该患者初诊时，舌苔白腻而厚，痰湿较重，故赵老将治疗重点放在理气化痰方面。二诊时舌质瘀暗，舌苔变为薄白，显示痰湿已除，而气滞血瘀突出，故将治疗重点改为理气活血化瘀。如此同病异治，真正体现了中医辨证论治重于辨病治疗的原则。

脑血栓之气滞血瘀、肝阳生风证：理气活血，平肝息风

李某，男，62岁，1983年9月19日诊。脑血栓形成后遗症，半身不遂，高血压多年，服西药降压，今日血压140/80毫米汞柱，经常头晕，甚则头痛，胸闷不舒，脉象弦滑，舌质瘀暗，苔白。

治法：理气活血，平肝息风。

处方：旋覆花（包）10克，片姜黄10克，明天麻10克，瓜蒌20克，茺蔚子10克，茜草10克，焦三仙各10克，炒地龙10克，川芎20克。6剂，每日1剂，水煎，早、晚分2次，空腹服用。

【诊疗思路】本案患者既有脑血栓形成后遗症，又有高血压，见半身不遂，

经常头晕，甚则头痛，胸闷不舒，脉象弦滑，舌质瘀暗，苔白等，显然属气滞血瘀、肝阳上亢生风之证，故赵老以理气活血、平肝息风之法治之。方中用旋覆花、瓜蒌等，理气宽胸；片姜黄、茜草、地龙、川芎等，活血化瘀以通经络；天麻平肝息风；茺蔚子，为益母草之种子，性味甘而微寒，既可凉血活血，又可清肝明目。诸药配合，使气血流畅，肝阳得潜，虚风得息，则诸症自解。

糖尿病

中医将具有典型"三多一少"症状的糖尿病称为"消渴病"，认为其多由素体气虚或阴虚、饮食不节、情志失调等因素所致。临床上主要分阴虚热盛、气阴两虚、阴阳两虚等证型进行治疗。阴虚热盛型临床主要表现为口渴而喜冷饮，易饥多食，急躁易怒，怕热心烦，小便黄赤，大便秘结，舌质红，苔黄燥，脉滑数或弦数等；治宜养阴清热。气阴两虚型临床主要表现为倦怠乏力，自汗盗汗，气短懒言，口渴多饮，心烦心悸，失眠，手足心热，小便黄赤，大便秘结，舌质淡红少津，舌体胖大，苔薄或花剥，脉弦细或细数无力等；治宜益气养阴。阴阳两虚型临床主要表现为身体怕冷，四肢欠温，面色苍白，耳鸣，腰酸，时有潮热盗汗，大便稀，小便清长，阳痿早泄，舌质淡红，舌体胖嫩，边有齿痕，苔薄白或白腻，脉沉细或细数无力等；治宜温阳滋阴。

糖尿病中阳不足：益气补虚

赵某，女，48岁。

[初诊] 1984年9月3日。糖尿病日久，尿糖（+++），血糖240毫克/分升（约13.3毫摩尔/升，二者间转化系数为18，下同）。经常四肢乏力，困倦嗜睡，大便溏泄，白带较多，时觉口干而不多饮，脉象濡软，舌苔白润，中阳不足。

治法：益气补虚。饮食当慎，少食肥甘，控制主食。

处方：黄芪10克，党参10克，焦白术10克，茯苓10克，熟地黄10克，天花粉10克，焦麦芽10克，焦神曲10克。6剂，每日1剂，水煎，早、晚分2次，空腹服用。

［二诊］1984年9月24日。上方每周连服6剂，休息1天，服用3周，乏力、嗜睡、便溏、白带诸症稍减，但小便频数，脉沉软无力，中阳不足，下元亦虚，拟益气补中，兼顾下元。黄芪30克，党参10克，苍术10克，茯苓10克，生地黄10克，熟地黄10克，芡实10克，生牡蛎（先煎）20克。10剂，每日1剂，水煎，早、晚分2次，空腹服用。每周连服5剂，休息两天。

［三诊］1984年10月8日。上药服用两周，脉沉软无力，中阳不足，下元亦亏，仍有乏力嗜睡等症，再以益气补中、填补下元方法治之。黄芪30克，党参10克，麦冬10克，五味子10克，苍术10克，白术10克，熟地黄20克，白芍15克，生牡蛎（先煎）30克。15剂，每日1剂，水煎，早、晚分2次，空腹服用。每周连服5剂，休息两天。

［四诊］1984年10月29日。上药服用3周，糖尿病诸症减轻，但化验尿糖、血糖仍不正常。脉象沉软无力，舌苔白润，仍用益气补中、填补下元方法治之。慢性疾病，难以速愈，丸药缓图。炙黄芪100克，熟地黄60克，党参30克，白术30克，茯苓30克，沙参30克，麦冬30克，五味子20克，桑寄生30克，何首乌30克，芡实30克，白芍50克，金樱子30克，桑椹30克，生牡蛎60克，焦三仙各30克。共研细末，炼蜜为丸，每丸重9克。日服3次，每次1丸。

［五诊］1984年12月24日。糖尿病，药后乏力嗜睡诸症明显减轻，尿糖转为阴性，血糖降至130毫克/分升。但近感新邪，咳嗽痰多，两脉滑数，舌红苔白，拟清肺化痰。旋覆花（包）10克，杏仁10克，桔梗10克，半夏10克，陈皮6克，前胡6克，茯苓10克，黄芩10克，黛蛤散（包）10克，川贝母6克。6剂，每日1剂，水煎，早、晚分2次，空腹服用。

【诊疗思路】本例糖尿病患者病程日久，初诊主症见四肢乏力，困倦嗜睡，大便溏泄，白带较多，时觉口干而不多饮，脉象濡软，舌苔白润，显然以脾胃气虚为主。中医学认为，脾胃居中，为后天之本，主四肢，主运化水谷和水湿。脾胃之气称为中气，脾胃之阳称为中阳。脾胃气虚即中气虚弱，不能运化水谷精微以养四肢，则引起四肢乏力；不能充养心神脑髓，则困倦嗜睡；不能运化水湿，则见大便溏泄，白带较多；不能敷布津液，则口干；内无邪热，伤津不甚，故虽口干而不欲多饮。脉象濡软，即脉按之软弱无力，为气虚或湿停所致。舌苔白润，并非干燥，显系阳气不足，水湿内停，而与热盛伤阴所见之燥苔不同，进一步说明此证口干并非阴虚所致，故可作为阳虚、阴虚之鉴别要点。赵老正是抓住这些脉、舌和症状特点，辨其为中阳不足之证，而用益气补虚方法。然从用药来看，方中除用黄芪、党参、焦白术、茯苓等药重点补中益气外，还加入了熟地黄、天花粉，以养血滋阴，焦麦芽、焦神曲以消食导滞，意在消食健胃以助脾运，滋养阴血以化阳气，体现了阴阳互根、互生互化之理和消补配合之妙。特别是用熟地黄，还有补肾而固下元之意。补阳气兼滋阴血，消积滞以健脾胃，补中气兼顾下元，可谓考虑周到，照顾全面。

二诊虽见乏力、嗜睡、便溏、白带等症状减轻，但效果并不显著，且见小便频数，脉象沉软无力，赵老断其中阳不足，下元亦虚，即肾气也虚，故治疗除进一步益气补中外，还须加强补肾而固下元的力量。方中增加黄芪用量，即意在增强补中益气之力；加芡实，既可补脾祛湿，又可固肾涩精；生牡蛎更是咸寒入肾，具有涩精止遗之功，与芡实配合，更可增强补中固肾之力。

三诊用药更加麦冬、五味子、白芍，意在进一步增强益气养阴、补肾固涩之功。

四诊虽见症状减轻，但化验尿糖、血糖指标仍不正常。赵老知其病难速愈，又恐患者服汤药难以长期坚持，故开方以制丸药，缓缓图之。方中用药，气阴双补，脾肾同治，连服近两个月而大见成效，不仅糖尿病诸症明显减轻，而且化验尿糖、血糖指标也达到正常范围。可见，治疗糖尿病这种慢性疾病，不仅要辨证准确，用药对证，而且要有耐心，坚持治疗，如此才有可能收功。

更需要强调的是，糖尿病治疗效果如何，不仅与辨证是否正确、用药是否得当有关，而且与饮食密切相关。赵老治疗糖尿病，对患者的饮食要求非常严格，如少食肥甘高热量饮食，控制主食，一般成人每日的主食量不超过300克（六两）。赵老甚至常常警示糖尿病患者，若不控制饮食，则不予治疗。可见对于治疗糖尿病来说，控制饮食之重要性不亚于药物治疗。

糖尿病痰热盛，中阳虚，肝阳亢：清痰热，益中阳，补下元，平肝阳

宁某，男，56岁。

［初诊］1984年11月26日。患糖尿病、高血压多年，身体肥胖，空腹血

糖 170 毫克／分升，血压 170/104 毫米汞柱。左寸关脉濡滑，按之有力，右寸关脉濡滑，按之无力，双尺脉无力，舌苔白腻，头晕头重，面目红赤，肢体倦怠乏力，食后脘腹胀满，夜寐不安。体丰而痰湿素盛，中阳不足，肝阳上亢。

治法：泄其痰热，益其中阳，填补下元。控制饮食，少食肥甘，减轻体重。

处方：白蒺藜 10 克，苦丁茶 10 克，菊花 10 克，沙参 15 克，麦冬 10 克，五味子 10 克，生黄芪 20 克，熟地黄 15 克，茯苓 10 克，苍术 10 克，焦三仙各 10 克，珍珠母（先煎）30 克。6 剂，每日 1 剂，水煎，早、晚分 2 次，空腹服用。

[二诊] 1984 年 12 月 3 日。糖尿病，高血压，服药一周，头晕及脘腹胀满减轻，血压 150/94 毫米汞柱。仍乏力，夜寐不安，舌苔白而微腻，脉象濡滑，仍用泄其痰热、益气补中、填补下元方法治疗。白蒺藜 10 克，苦丁茶 10 克，菊花 10 克，珍珠母（先煎）30 克，熟地黄 20 克，五味子 10 克，北沙参 10 克，焦三仙各 10 克，生黄芪 20 克。6 剂，每日 1 剂，水煎，早、晚分 2 次，空腹服用。

[三诊] 1984 年 12 月 24 日。糖尿病，高血压，上药每周连服 6 剂，休息 1 天，服用 3 周，体重渐减，乏力等症明显减轻，空腹血糖降至 130 毫克／分升，血压降至 130/84 毫米汞柱，用益气养阴之法巩固疗效。黄芪 30 克，菊花 10 克，熟地黄 20 克，五味子 10 克，焦三仙各 10 克，白芍 20 克。6 剂，每日 1 剂，水煎，早、晚分 2 次，空腹服用。

【诊疗思路】本例患者既有糖尿病，又有高血压，还有肥胖，初诊见头晕头重，面目红赤，肢体倦怠乏力，食后脘腹胀满，夜寐不安，舌苔白腻，左脉寸关濡滑，按之有力，右脉寸关濡滑，按之无力，双尺脉无力。中医学认为，胖人多湿多痰，故赵老辨其痰湿素盛。痰湿阻滞脾胃气机，则食后易脘腹胀满，夜间则睡眠不安；阻遏头部清阳，则易头晕头重；阻遏肢体气机，则见肢体倦怠乏力。痰湿化热上蒸，则面目红赤。舌苔白腻，脉象濡滑，也是痰湿之征。左脉主血，寸关濡滑，按之有力，说明外有痰湿阻遏，内有肝阳上亢。右脉主气，寸关濡滑，按之无力，说明外有痰湿阻遏，内有中阳不足。双尺脉无力，说明肾虚，即下元不足。据此脉、舌与症状，当辨其为痰热内盛、中阳不足、肝阳上亢、下元不足之证，故治疗当泄其痰热，益其中阳，填补下元，平其肝阳。方中用苍术、焦三仙、茯苓等，燥湿、渗湿、消食导滞以祛痰湿；白蒺藜、苦丁茶、菊花等，疏风清热以平肝；沙参、麦冬、五味子、熟地黄、珍珠母等，滋阴养液，填补下元，潜降肝阳；生黄芪益气以补中阳。诸药合用，泄痰热，益中阳，补下元，平肝阳，故效果极佳，加减用药不到一个月，诸症即明显减轻，且血糖、血压降至正常。

这里值得强调的是，此例患者身体肥胖，与其糖尿病、高血压的发生都有关，而且其治疗效果如何，也与体重是否减轻有关。因此可以说，嘱其控制饮食，少食肥甘，使体重逐渐减轻，对于药物疗效的发挥也起了很大的作用，这也正是赵老经常强调的"三分治，七分养"。

糖尿病气阴两虚：气阴双补

案例1：张某，男，55岁。

[初诊]1984年12月10日。今年3月份发现糖尿病，形体偏瘦，皮肤干燥，两脉濡滑，按之无力，舌胖齿痕，苔白而滑，乏力口干。

治法：气阴双补。少食肥甘生冷食物。

处方：黄芪30克，熟地黄20克，苍术10克，半夏10克，白芍10克，沙参10克，麦冬10克，五味子10克。6剂，每日1剂，水煎，早、晚分2次，空腹服用。

[二诊]1984年12月17日。乏力口干等症稍减，两脉濡滑，按之无力，舌胖齿痕，苔白而滑，仍拟气阴双补。生黄芪30克，生地黄20克，熟地黄20克，北沙参15克，云茯苓10克，麦冬10克，五味子10克，半夏10克，苍术10克。6剂，每日1剂，水煎，早、晚分2次，空腹服用。

【诊疗思路】此例糖尿病患者症状性质显得矛盾。从形体消瘦、皮肤干燥和口干来看，当为阴虚，但又见身体乏力、舌胖齿痕和两脉无力，当属气虚，故赵老辨其为气阴两虚，治疗用气阴双补之法。方中补气用黄芪、五味子，养阴用熟地黄、白芍、沙参、麦冬等，固然好解，然为何又用苍术、半夏、茯苓等燥湿渗湿之药呢？中医学认为，气虚则易生湿生痰，而痰湿内阻，又影响脾胃健运，脾胃不能健运，则影响气血阴液化生。本例患者见脉象濡滑，舌胖齿痕，苔白而滑，即说明其不仅气虚，而且有痰湿内停，故加入苍术、半夏、茯苓等药，燥湿渗湿，以达到健脾益气之功效，确为高手巧妙之用。

案例2：李某，女，53岁，1984年11月26日诊。糖尿病，两脉弦细，按之无力，舌红，苔白润，头晕乏力，口干。

治法：益气养阴。少食甜食。

处方：黄芪10克，白术10克，熟地黄10克，沙参10克，麦冬10克，五味子10克，茯苓10克。6剂，每日1剂，水煎，早、晚分2次，空腹服用。

【诊疗思路】该糖尿病患者症见脉象弦细，舌红口干，显系阴虚；而头晕乏力，脉按无力，苔白润，又为气虚。可见其证当属气阴两虚，故赵老用黄芪、白术、熟地黄、沙参、麦冬、五味子、茯苓等，气阴双补。

案例3：王某，女，53岁，1981年2月25日诊。患糖尿病住院治疗10个月，现仍注射胰岛素治疗，每日早24单位、晚14单位。两脉细弦且滑，按之濡软，沉取无力，舌淡瘀暗，苔白，口干心烦，气短而喘，大便干燥，四五日一次，小溲色黄，血压偏低，时有汗出心慌，头晕头痛，甚则晕倒。中阳不足，热瘀阴伤。

治法：甘寒育阴，补中益气。多吃蔬菜，少吃甜食。

处方：熟地黄20克，生黄芪20克，苍术10克，白术10克，天花粉12克，知母10克，玉竹15克，北沙参12克，山药12克，五味子10克，茯苓10克，人参粉（另包，早上冲服）3克。6剂，每日1剂，水煎，早、晚分2次，空腹服用。

【诊疗思路】本例糖尿病患者，西医已用胰岛素治疗，并住院治疗10个月，说明病情较重。因西药治疗效果不佳，故求赵老诊治。赵老见其心烦口干，大便干燥且四五日一行，小溲色黄，脉象弦细且滑等，故断其为热瘀阴伤；见其血压偏低，气短而喘，汗出心慌，头晕头痛，甚则晕倒，脉象按之濡软，沉取无力，舌淡瘀暗等，故辨其为中阳不足，即脾胃阳气不足。既有阴伤，又有阳气不足，治疗固当气阴双补。方中用熟地黄、天花粉、知母、玉竹、北沙参等，养阴清热；生黄芪、苍术、白术、山药、五味子、茯苓、人参粉等，补中益气。阴液充足，阳气旺盛，则便秘、口干、气短、头晕等症自易缓解。

详细研究赵老诊治这一病例，可以发现赵老诊脉有其独特之处。如其描述"两脉细弦且滑，按之濡软，沉取无力"，就是其独特脉诊的体现。古来切脉，手指依次由浅向深层按压，即由皮表向筋骨按压，根据按压的力量和浅深层次的不同，一般分为浮取、中取、沉取三部；而赵老则根据温病的病理传变有卫分、气分、营分、血分四个浅深不同层次的特点，也将切脉的浅深层次细分为浮取、中取、按取、沉取四部。如此诊脉，最先是用以诊断温病的卫分、气分、营分、血分之证，后来更是广泛地应用于一切疾病的诊断之中，用以判断人体气血盛衰的程度、病邪所在部位的浅深和病情的轻重。赵老认为，在诊脉过程中，浮取、中取所得之脉象，往往只是反映疾病的现象，而按取、沉取所得之脉象，才是反映疾病的本质。因此，赵老临床诊脉，不仅注意浮取、中取的脉象，更重视按取、沉取的脉象。正因为赵老诊脉精细，故辨证用药才更为精准，疗效才不同凡响。

另外，赵老治疗此例患者，补气不用人参另炖兑服，而用人参粉冲服，也别具特色。人参为大补元气之药，自古因药源稀缺，价格较贵，故多用于治疗气虚严重患者。为使物尽其用，避免浪费，使用时一般不与普通药物一起煎煮，而是采取另炖取汁，单独服用或兑入其他药液中服用的方法。如此用法，不仅人参用量较大，容易增加患者经济负担，而且炖煮非常费时，往往炖好几个小时，还难以将人参中的成分都炖出来，若将剩下的部分倒掉，又难免造成浪费。赵老将其改为人参粉冲服，既可充分发挥其效用，节约药材，避免浪费，又可方便患者使用，并减轻患者经济负担，真可谓既经济，又实用，由此也体现了赵老处处为患者着想的良苦用心。

案例4：靳某，女，45岁，1980年10月29日诊。发现糖尿病3个月余，目前多食、多饮、多尿等"三多"症状不明显，自觉乏力，失眠多梦，舌质淡红，苔白而润，脉象弦细而数。

治法：益气养阴。少食甜食。

处方：黄芪30克，苍术10克，白术10克，茯苓20克，生地黄30克，玉竹20克，麦冬10克，天花粉10克，人参粉（另包，早上冲服）1克。10剂，每日1剂，水煎，早、晚分2次，空腹服用。

【诊疗思路】本例糖尿病患者自觉乏力，苔白而润，显系气虚；失眠多梦，脉象弦细而数，又现阴虚之象，故赵老使用黄芪、苍术、白术、茯苓、生地黄、玉竹、麦冬、天花粉、人参等，气阴双补。因其病程较短，病情较轻，为避免用药浪费，故方中补气之人参粉仅用1克。赵老为患者着想之苦心可见一斑。

糖尿病气阴两虚兼有痰热：益其气，兼以化痰；滋肾阴，稍佐泄热

郑某，女，51岁。

[初诊]1980年9月10日。糖尿病，体丰痰湿素盛，两脉滑动，按之略数，舌瘦，苔白腻，小溲色黄，身体乏力，夜寐梦多。

治法：益其气，兼以化痰；滋肾阴，稍佐泄热。少食肥甘及辛辣食物。

处方：生黄芪30克，熟地黄20克，沙参20克，玉竹10克，麦冬10克，五味子10克，苍术15克，冬瓜子20克，茜草12克。6剂，每日1剂，水煎，早、晚分2次，空腹服用。

[二诊]1980年9月17日。夜寐稍安，脉舌同前，前方加减。生黄芪30克，熟地黄20克，五味子20克，苍术30克，茜草15克，山药20克。20剂，每日1剂，水煎，早、晚分2次，空腹服用。每周连服5剂，休息2天。

【诊疗思路】本例糖尿病患者体型丰满，脉滑而苔白腻，显系痰湿之象；小溲色黄，舌瘦脉数，又为阴虚内热之征；湿盛气虚，则身体必然乏力；痰阻热扰则夜寐必然不安。气虚、痰湿、阴虚、内热并存，故赵老治之，益气、化痰、滋阴、泄热并用。然毕竟证以气虚阴虚为主，气虚则运化无力而痰湿内生，阴虚则水不济火而生虚热，故治疗又当以益气养阴为主，化痰泄热为辅。方中重用生黄芪、五味子、山药等益气生津；熟地黄、沙参、玉竹、麦冬等，养阴清热；苍术、冬瓜子等燥湿化痰；茜草凉血活血以泄热。气阴得益，痰湿得除，内热得泄，自然诸症易除。由此可见，赵老临床辨证，主证兼证清晰；立法治疗，主治兼治明确；遣方用药，孰轻孰重有别。如此辨证论治，理法方药，丝丝入扣，非理论功底深厚、临床经验丰富，则难以为之。

糖尿病气阴两虚兼有郁热：甘温益气，滋补肝肾，佐以泄热

常某，女，60岁，1984年12月3日诊。糖尿病已久，空腹血糖240毫克/分升，

脉沉细滑数，舌红少苔，形瘦乏力，夜寐梦多，口干咽燥。

治法：甘温益气，滋补肝肾。少食甜食及辛辣刺激食物。

处方：生地黄10克，熟地黄10克，生黄芪20克，玉竹10克，麦冬10克，北沙参15克，茯苓10克，冬瓜皮10克，竹茹6克，茜草10克。6剂，每日1剂，水煎，早、晚分2次，空腹服用。

【诊疗思路】本例糖尿病患者症见身体乏力，显系气虚；形瘦而口干咽燥，舌红少苔，脉沉而细，又为阴伤；夜寐不安，脉兼滑数，说明尚有内热扰动。故赵老治疗，以黄芪补中益气；生地黄、熟地黄、玉竹、麦冬、北沙参等，滋阴养液；茯苓、冬瓜皮、竹茹、茜草等，利湿以健脾益气，泄热以助安眠。此乃气阴双补、中下同治之法。

糖尿病中气不足兼肝肾阴虚：益气补中，兼滋肝肾

杨某，男，50岁，1984年12月17日诊。糖尿病日久，空腹血糖190毫克/分升，形体消瘦，四肢乏力，大便稀溏，每日二三行，口干心烦，脉象弦细。

治法：益气补中，滋补肝肾。少食肥甘生冷食物。

处方：生黄芪30克，生地黄10克，苍术10克，焦三仙各10克，茯苓20克，荆芥炭10克，冬瓜皮20克。6剂，每日1剂，水煎，早、晚分2次，空腹服用。

【诊疗思路】本例患者糖尿病日久，症见四肢乏力，大便稀溏，显系脾胃虚弱，中气不足；又见形体消瘦，口干心烦，脉象弦细，当属肝肾阴虚，治疗自当气阴双补。然诸虚不足者，当先补中焦脾胃。因脾胃为后天之本，若脾胃不健，饮食难消，大便溏泄，水谷精微难以吸收，则肝肾阴液也难得充养。故赵老治疗本证，虽谓益气补中与滋补肝肾双管齐下，但实则以补中益气为主，滋补肝肾为辅。方中用生黄芪益气，苍术、焦三仙、茯苓、荆芥炭、冬瓜皮等药，燥湿利湿，消食导滞，升阳涩肠止泻，都意在健脾养胃而补中益气，中气足则饮食消，运化健，水谷精微得以吸收，下焦肝肾自可得养。方中仅用生地黄一味，甘寒生津，滋养肝肾，且用量较小，不敢重用，乃因其大便稀溏，若多用或重用滋阴之药，恐伤脾胃，使大便更加稀溏，营养更难吸收，即以补阴之品，反为泻阴之用。因此，治疗阴虚而兼便溏者，当先健脾胃而止泻，重用

滋阴乃治疗之大忌。

糖尿病痰热阻气伤津：养阴泄热，理气化痰

杨某，女，60岁。

[初诊]1984年9月3日。糖尿病、高血压病程已久，空腹血糖230毫克/分升，血压180/100毫米汞柱。形体偏胖，口干，两脉弦细且滑数，舌红，苔白厚糙老。

治法：泄热化痰。控制主食，少食肥甘辛辣之物。

处方：北沙参15克，麦冬10克，玉竹10克，五味子10克，生地黄10克，天花粉10克，知母10克，焦三仙各10克，莱菔子10克，冬瓜子10克。6剂，每日1剂，水煎，早、晚分2次，空腹服用。

[二诊]1984年9月24日。糖尿病，上药每周服6剂，休息1天，服用3周，口干减轻，血糖降至160毫克/分升，血压降至140/90毫米汞柱，但胸膈满闷，脉濡软，舌苔白而干燥，痰湿不化。

治法：理气化痰。

处方：旋覆花（包）10克，瓜蒌10克，薤白10克，紫苏子10克，莱菔子10克，白芥子6克，冬瓜子10克，枇杷叶10克，焦麦芽10克，川楝子6克。10剂，每日1剂，水煎，早、晚分2次，空腹服用。每周连服5剂，休息2天。

[三诊]1984年12月3日。上药每周连服5剂，休息2天，服用至今，胸闷大减，体力有增，但舌红口干，脉象濡软且数，血压偏高，糖尿病已久，仍宜气阴双补。生黄芪15克，北沙参10克，五味子10克，熟地黄10克，茯苓10克，远志肉10克。6剂，每日1剂，水煎，早、晚分2次，空腹服用。

[四诊]1984年12月10日。脉象沉软，血压偏高，糖尿病已久，仍有口干乏力，继用前方加减。生黄芪30克，北沙参15克，五味子10克，熟地黄15克。6剂，每日1剂，水煎，早、晚分2次，空腹服用。

[五诊]1984年12月24日。糖尿病、高血压，上药服用2周，体重渐减，血压、血糖虽降，但未至正常，且时有波动，时有口干乏力，脉沉滑，治用填补下元方法。生黄芪30克，北沙参15克，五味子10克，熟地黄20克，赤芍10克。6剂，每日1剂，水煎，早、晚分2次，空腹服用。

【诊疗思路】本例患者糖尿病、高血压和体重超重并存，初诊以口干为主症，脉见弦细滑数，舌红，苔白厚糙老，显系痰热阻气伤津之证，故赵老用泄热化痰方法治之。方中用北沙参、麦冬、玉竹、五味子、生地黄、天花粉、知母等，大队药物养阴生津以泄热，不用黄连、黄芩等过于苦寒之品，以免苦味化燥，进一步伤津；用焦三仙、莱菔子、冬瓜子等，则意在消食导滞以化痰。二诊见口干减轻，脉之滑数不见，说明痰热伤津减轻；但见胸膈满闷，脉象濡软，舌苔白而干燥等，说明痰湿阻滞，气机不畅，津液不布，故改用理气化痰方法为主。三诊之后，以气阴两虚之症为主，故以气阴双补法治之。由此可见，中医治病，重视辨证论治：不同的糖尿病患者，因证候不同，治法不同；即使同一糖尿病患者，不同时期因证候不同，治法也必须变化，千万不可用一成不变的方法治疗千变万化的病证。

糖尿病痰热互阻兼气血不足：清化痰热，兼补气血

陈某，男，77岁，1983年12月19日诊。患糖尿病5年，空腹血糖为193毫克/分升，并患高血压，右脉濡滑且数，左脉沉软，舌红，苔白滑润，身体乏力，夜寐梦多，头晕胸闷。痰火郁热，互阻不化。

治法：清化痰浊。少食肥甘。

处方：旋覆花（包）10克，片姜黄6克，蝉蜕6克，僵蚕6克，白蒺藜10克，竹茹6克，焦三仙各10克，茯苓15克，白芍10克，黄芪10克。6剂，每日1剂，水煎，早、晚分2次，空腹服用。

【诊疗思路】本例糖尿病患者症见夜寐不安，头晕胸闷，舌红而苔白滑润，右脉濡滑且数，显系痰火郁热互阻，气机不畅；兼见身体乏力，左脉沉软，又为气血不足之征。赵老治疗此证，抓住痰火郁热这一主要矛盾，用旋覆花、片姜黄、蝉蜕、僵蚕、白蒺藜、竹茹、焦三仙、茯苓等，宣畅气机，化痰清热，稍加白芍养血平肝，黄芪补中益气。如此治疗，使痰浊去，痰热清，气机畅，气血充，则诸症易除。

糖尿病湿浊内阻，阴血不足：宣郁化湿治其标，养血育阴治其本

谢某，女，45岁，1984年3月14日诊。糖尿病，口渴引饮，尿糖

（++++），右脉弦细且滑，按之略数，舌苔白腻，唇紫且暗，全身酸软乏力，腹痛时作，带下绵绵，全属热郁于内，气机失调，络脉不和。

治法：宣郁化湿以治其标，养血育阴以治其本。少食肥甘。

处方：生地黄10克，北沙参10克，肥玉竹10克，麦冬10克，生白芍10克，熟地黄10克，五味子10克，苍术10克，茯苓10克，赤芍10克，茜草10克。6剂，每日1剂，水煎，早、晚分2次，空腹服用。

【诊疗思路】本例糖尿病患者，症见口渴引饮，脉细而滑数，为内热伤津之象；脉弦，腹痛时作，唇紫且暗，为气滞血瘀之征；全身酸软乏力，带下较多，舌苔白腻，则为湿浊内盛所致。赵老以生地黄、熟地黄、北沙参、玉竹、麦冬、白芍、五味子等，养血育阴，壮水之本，以降虚火；苍术、茯苓，燥湿渗湿以畅气机；赤芍、茜草，凉血活血，以泄郁热。如此标本兼治，使阴血足，气血畅，内湿除，郁热泄，络脉和，则诸症易解。

糖尿病瘀血损伤气阴：甘温益气，凉血养阴

韩某，女，30岁，1983年10月24日诊。患糖尿病，空腹血糖180毫克/分升，且有血小板减少症，化验示血小板 50×10^9/L 左右，脉象濡软且滑，舌红且干，乏力心烦，胃纳不佳，皮下常现紫斑。气阴不足，瘀热伤阴。

治法：甘温益气，凉血养阴。多吃糙粮，少吃甜食。

处方：生黄芪30克，熟地黄20克，生白术20克，茜草10克，五味子10克，蝉蜕6克，片姜黄6克。6剂，每日1剂，水煎，早、晚分2次，空腹服用。

【诊疗思路】本例患者，既有糖尿病，又有血小板减少症。皮下所见紫斑，即血小板减少而凝血止血功能障碍，血液渗出于血管外、瘀于皮下所致，西医称其为血小板减少性紫癜。赵老根据患者乏力心烦、皮下紫斑、舌红且干、脉象濡软等症，辨其为气阴不足，瘀热伤阴，故用生黄芪、生白术、五味子等，甘温益气；熟地黄、茜草、蝉蜕、片姜黄等，泄热凉血，养血滋阴。甘温益气，不仅为解气虚乏力之症，同时也可摄血止血；泄热凉血、养血滋阴，不仅可解瘀热伤阴之心烦，也有助于止血。如此巧妙配合，多管齐下，则糖尿病和血小板减少性紫癜皆在治中。

糖尿病气阴两虚，湿热蕴毒壅塞清窍：补气阴，清湿热，辛香通窍

马某，女，52岁，1985年4月8日诊。右脉沉濡且滑，按之弦细略数，左脉濡软，沉取弦细滑数，舌红，苔白厚腻。糖尿病多年，空腹血糖经常为185~250毫克/分升，并患有慢性鼻窦炎，鼻塞，常流脓涕，前额头痛，体质薄弱，气分不足，阴虚肝热，故身体乏力，口干且渴。

治法：补益气阴，清化湿浊，稍佐泄热。少吃甜食。

处方：白芷（后下）6克，辛夷6克，苍耳子10克，黄芩10克，黄芪20克，沙参10克，玉竹10克，知母10克，生地黄15克，补骨脂10克。6剂，每日1剂，水煎，早、晚分2次，空腹服用。

【诊疗思路】本例患者既有糖尿病，又患慢性鼻窦炎。症见乏力、口渴等，说明气阴两虚；鼻塞、流浊涕、前额头痛，说明湿热蕴毒壅塞清窍，气机不畅。脉象濡软，则为气虚；按之或沉取弦细滑数，说明阴虚且有内热。赵老用黄芪、补骨脂、沙参、玉竹、生地黄等，补益气阴，以解乏力口渴之症，且扶正以利祛邪；用黄芩、知母等，直接清热解毒祛邪，以除鼻流脓涕之症；用白芷、辛夷、苍耳子等，辛香走窜，疏畅气机，通鼻窍而止前额头痛。此可谓糖尿病与慢性鼻窦炎同治之法。

糖尿病气阴不足，虚热内扰：补益气阴，兼退虚热

王某，男，60岁，1985年1月21日诊。患糖尿病多年，近日空腹血糖292毫克/分升，两脉弦滑，沉取无力，自觉身体疲乏无力，口干目涩。

治法：补益气阴。少吃甜食及辛辣食物。

处方：生黄芪30克，白术20克，茯苓10克，生地黄10克，熟地黄10克，枸杞子10克，玉竹10克，五味子10克，沙参10克，知母10克。6剂，每日1剂，水煎，早、晚分2次，空腹服用。

【诊疗思路】本例糖尿病患者，症见身体乏力，口干目涩，脉象弦滑，但沉取无力，显系气阴不足、虚热内扰所致，故赵老用生黄芪、白术、茯苓、五味子等，补中益气；用生地黄、熟地黄、枸杞子、玉竹、沙参等，养血滋阴；用知母兼退虚热。气阴得充，虚热得退，则乏力、口干、目涩等症自易解除。

糖尿病气阴不足兼肝胆郁热：益气补中，填补下元，兼泄肝胆郁热

刘某，男，56 岁，1984 年 12 月 24 日诊。糖尿病日久，两脉濡软，舌红，苔白而干，身体乏力，口干且苦，右胁胀满不舒。

治法：益气补中，填补下元，兼泄郁热。少吃甜食。

处方：生黄芪 60 克，熟地黄 30 克，白芍 20 克，玉竹 20 克，沙参 20 克，苍术 10 克，白术 10 克，茯苓 10 克，茜草 10 克，郁金 10 克，焦麦芽 10 克。6 剂，每日 1 剂，水煎，早、晚分 2 次，空腹服用。

【诊疗思路】此例患者糖尿病日久，症见乏力口干，为气阴不足之象；右胁胀满不舒，则为肝胆气郁所致；口苦则为胆火上扰所致。脉象濡软，自为气虚；舌红苔干，则为阴伤。赵老方中用生黄芪、苍术、白术、茯苓等，意在补中益气；熟地黄、白芍、玉竹、沙参等，意在养血滋阴，填补下元；茜草、郁金、焦麦芽等，意在疏泄肝胆郁热。中气足，则可养全身之气；下元足，则可充全身之阴；肝胆气畅，则郁热得泄。如此配合，全身气阴充足，肝胆郁热得泄，则乏力、口干、口苦、胁胀等症自除。

肥胖症

因体脂增加使体重超过标准体重 20% 者称为肥胖症。中医学认为本病多因过食肥甘，或脾肾气虚阳衰，运化水湿和温化痰浊能力不足，致使痰湿内生所致，故有"胖人多湿""胖人多痰""体愈胖而气愈虚"之说。临床上主要分痰湿内盛、湿热壅滞、脾虚湿停、脾肾阳虚等证型进行治疗。痰湿内盛型临床主要表现为形体肥胖，面色暗浊，肢体沉重，胸膈满闷，脘痞腹胀，大便黏腻，头晕头重，舌淡红而胖，苔白厚腻，脉弦滑等；治宜理气化浊，燥湿化痰。湿热壅滞型临床主要表现为形体肥胖，面色红赤，口苦或口臭，小便色黄，大便溏滞热臭，舌红胖，苔黄厚腻，脉濡数或滑数等；治宜清化湿热，消导积滞。脾虚湿停型临床主要表现为形体臃肿，肢肿面浮，午后及劳累后加重，倦怠乏力，脘痞腹胀，食少便溏，小便不利，舌淡胖，边有齿印，苔白滑，脉濡缓等；治宜健脾益气，淡渗利湿。脾肾阳虚型临床主要表现为形体臃肿，肢肿面浮较甚，乏力嗜卧，气短自汗，动则更甚，畏寒肢冷，腰膝酸软，小便清长或少尿，腹胀便溏，舌淡胖大，边有齿痕，苔白滑，脉沉迟细弱等；治宜温补脾肾，利水消肿。

痰浊内盛，气机阻滞，身体肥胖：清化痰浊，疏畅气机

姚某，男，56岁，1983年12月19日诊。身体肥胖，化验血中胆固醇高，经常腹胀，大便不爽，两脉弦滑有力，舌淡红而胖，苔白腻根厚。

治法：清化痰浊。

处方：紫苏子10克，莱菔子6克，冬瓜子10克，大腹皮10克，生槟榔10克，焦三仙各10克，鸡内金10克，夏枯草10克。3剂，每日1剂，水煎，早、晚分2次，食后服用。饮食当节，少食肥甘。

【诊疗思路】本案患者形体肥胖，血中胆固醇高，经常腹胀，大便不爽，脉象弦滑有力，舌淡红而胖，苔白腻根厚，显然为痰湿内盛之证，故赵老以理气行滞、清化痰浊方法治之。笔者跟随赵老临床多年，每见其治疗肥胖、高脂血症、动脉粥样硬化、冠心病、脑梗死等病属于痰湿内盛者，均常用紫苏子、莱菔子、白芥子、冬瓜子、皂角子五子（可谓五子化痰汤），而且都有非常良好的效果。笔者近年临床用之治疗上述病证，也屡试不爽。确凿之经验，敢以告来者。

甲状腺功能亢进症

甲状腺功能亢进症（简称"甲亢"）属于中医学"瘿""消渴""惊悸""怔忡"等病证范畴。中医学认为其发病与精神刺激、情志失调、肾阴受损、嗜食刺激性食物等因素有关。临床上根据不同患者、不同阶段的不同表现，将其分为肝郁气滞、肝火亢盛、心阴亏损、痰湿凝结等证型进行治疗。肝郁气滞者，临床主要表现为甲状腺肿大，眼球突出，胸闷胁痛，精神抑郁，常因情绪波动而症状加重，舌质红，苔薄，脉弦等；治宜疏肝清热，理气解郁。肝火亢

盛者，临床主要表现为甲状腺肿大，眼球突出，烦躁不安，性急易怒，面部烘热，汗出怕热，口苦，头目眩晕，肢体震颤，或伴多食易饥、大便秘结，舌质红，苔薄黄，脉弦数等；治宜清肝泄火。心阴亏损者，临床主要表现为甲状腺肿大，眼球突出，心烦失眠，心悸汗出，气短乏力，舌质偏红，苔少，脉细数等；治宜养心安神，滋阴生津。痰湿凝结者，临床主要表现为甲状腺肿大显著，眼球突出，胸闷，食欲不振，或恶心呕吐，大便稀溏，舌苔白腻，脉濡滑等；治宜利痰化湿，软坚散结。

甲亢热郁痰凝：疏调气机，软坚散结

李某，女，37岁。

[初诊] 1983年12月12日。患甲亢，甲状腺肿大，中满胁胀，心烦急躁，舌淡胖而有齿痕，苔白腻浮黄滑润，脉象弦数。湿郁不化，气机不畅。

治法：疏调气机，软坚散结。

处方：柴胡6克，黄芩10克，川楝子10克，蝉蜕6克，僵蚕6克，片姜黄6克，海藻20克，昆布20克，生牡蛎（先煎）30克。6剂，每日1剂，水煎，早、晚分2次，空腹服用。

[二诊] 1983年12月19日。甲状腺功能亢进，仍中满胁胀，脉象弦数，舌苔白腻且厚，仍用疏调气机方法治疗。旋覆花（包）10克，白术10克，茯苓10克，陈皮6克，半夏10克，夏枯草10克，焦麦芽10克。6剂，每日1剂，水煎，早、晚分2次，食后服用。

【诊疗思路】本例甲亢患者除见甲状腺肿大外，又伴中满胁胀，心烦急躁，舌淡胖而有齿痕，苔白腻浮黄滑润，脉象弦数等症，显然为热郁痰凝之证，因湿郁不化，肝气郁结，气机不畅所致，故赵老用疏调气机、软坚散结方法治之。方中用柴胡、川楝子、片姜黄、黄芩、蝉蜕、僵蚕等，疏肝理气，解郁清热，疏风化痰；海藻、昆布、生牡蛎等，咸寒软坚，化痰散结。气畅郁解，热清痰除，瘿瘤自消，诸症自除。本例治疗用药，实际上是清解少阳名方小柴胡汤和升降气机名方升降散的加减。用小柴胡汤中的柴胡、黄芩，一以疏肝解郁，一以清泄内热。用升降散中的片姜黄、僵蚕、蝉蜕，升降气机，疏风化痰。两方要药配合，自可增强理气解郁、清化痰热之效。这种根据病因病机取名方要药而配伍组方的方法，是赵老临床上最擅长使用的方法，而且确实效果非凡。

甲亢血虚肝郁，痰热中阻：畅气机，清痰热，以护阴血

曹某，女，50岁，1981年3月11日诊。患甲亢，甲状腺肿大，形瘦面苍，两脉濡软且滑，按之细弦，舌红干裂，苔白腻根厚，胸闷气短，小溲色黄，心烦急躁，大便初硬后溏。木型之人，血虚肝郁，痰湿中阻。

治法：清痰热，化湿邪，以畅气机。

处方：旋覆花（包）10克，片姜黄6克，杏仁10克，半夏10克，陈皮6克，竹茹10克，佛手10克，大腹皮10克，焦三仙各10克，茯苓皮10克，紫苏梗6克。6剂，每日1剂，水煎，早、晚分2次，食后服用。

【诊疗思路】本例患者虽然因甲亢而见甲状腺肿大，但赵老治之并非直接用海藻、昆布等软坚散结之药消其肿大的甲状腺，而是结合其胸闷、心烦急躁等症，综合分析其机理，从病机入手进行治疗。赵老辨识病机，不仅注重各种症状的分析，而且特别注重从脉和舌上进行鉴别。如从该患者的症状来看，除见甲状腺肿大外，又见形瘦面苍，则辨其为木型之人，知其肝血肝阴不足，易致肝气郁结，生瘿生瘤；见其胸闷气短，则说明其肝郁而影响于肺，胸中气机不畅；见其心烦急躁，则说明郁热内扰心肝。从脉上分析，见其两脉濡软且滑，则知其内有痰湿，阻滞气机；按之又觉脉象细弦，则说明其阴血不足，且有肝郁。再从舌象来看，舌红干裂，说明其阴血不足，内热伤津；苔白腻根厚，又说明痰湿中阻。综合诸症、脉、舌所见，则辨其为血虚肝郁、痰湿中阻无疑。从治疗来看，本例患者虽内有热郁伤阴，但治疗却重在使用旋覆花、片姜黄、杏仁、半夏、陈皮、佛手、大腹皮、紫苏梗等药，宣畅气机，化除痰湿，意在使痰湿去，气机畅，郁热自透，阴液易复。此即赵老治病高明之处，并非见热清热，见虚补虚。

赵老理气，善用旋覆花，认为其可以旋转周身气机，故无论是上焦肺气不宣，还是中下焦气滞，赵老都常常用之，特别是在痰湿阻滞气机之时，赵老更是用其善化痰湿而理气之性。本例患者肝郁气滞，胸中不畅，且痰湿凝结，生为瘿瘤，故用之为君。半夏、陈皮为二陈汤的主药，意在增强理气化痰散结之

功。二陈汤中，除半夏、陈皮外，还有茯苓，但赵老在此将其换成茯苓皮，意在增强利水祛湿作用，以使湿从小便而去，则便溏可除。可见赵老用古方善于灵活变通，并不照搬原方。

另外，宣畅气机而用杏仁，也是赵老的经验之一。一般医生使用杏仁，多是治疗咳嗽。此例患者并不咳嗽，故案中用杏仁，并非治疗咳嗽，而是宣降肺气，以畅三焦。因中医学认为，肺主一身之气，且为水之上源，肺气不畅，则三焦之气皆易受阻而使水道不通，水液运行障碍，痰湿则易内生。只有肺气宣畅，一身之气和水道才能通畅，水液才能正常运行，痰湿才易化除，故宣畅肺气在理气、行水、化湿、祛痰等方面都至为重要。

失眠

失眠的常见症状是入睡困难、睡眠质量下降或睡眠时间减少等，中医治疗失眠讲究审因辨治，以下为赵老治疗失眠的病例。

湿浊内阻、肝热阴伤致失眠：清化湿浊，兼泄肝热

石某，男，39 岁。

[初诊] 1985 年 1 月 7 日。右脉弦细且滑，左脉沉弦细数，舌红，尖部起刺，苔白腻且厚，心烦急躁，寐少梦多，小溲色黄，腰胁作痛。肝郁且热，阴分不足。

治法：清化湿浊，兼泄肝热。

处方：旋覆花（包）10 克，片姜黄 6 克，蝉蜕 10 克，僵蚕 6 克，杏仁 10 克，半夏 10 克，陈皮 6 克，竹茹 6 克，枳壳 6 克，焦三仙各 10 克。6 剂，每日 1 剂，水煎，早、晚分 2 次，空腹服用。

[二诊] 1985 年 1 月 14 日。夜梦减少，但腰胁仍痛，舌红尖绛，苔白微腻，脉象沉细弦滑而数，湿阻不化，气机不调，肝郁且热，阴分不足，以一贯煎加减治之。旋覆花（包）10 克，北沙参 10 克，川楝子 10 克，生蒲黄（包）10 克，炒五灵脂 10 克，焦三仙各 10 克，香附 10 克，延胡索粉（分冲）3 克。6 剂，

每日 1 剂，水煎，早、晚分 2 次，空腹服用。

【**诊疗思路**】本案失眠患者初诊见心烦急躁，寐少梦多，小溲色黄，左脉沉弦细数，舌红而尖部起刺等，则肝经郁热伤阴可知。右脉兼滑，舌苔白腻且厚，为湿浊内阻之征。腰胁作痛，为热郁湿阻、气血瘀阻所致。其既有肝热伤阴，又有湿阻而气血瘀滞，治疗极为棘手，不可一见肝热就重清其热，一见阴虚就大量滋阴，必须考虑周全，讲究策略。因其虽有肝热阴伤，但毕竟湿阻气机较重，若过用清热滋阴，恐加重湿邪，使气血更加瘀阻而肝经郁热更难透出。故赵老治之，重点不是清肝养阴，而是以升降散、温胆汤加减宣畅气机、化除湿浊为主，以使湿浊祛除，气机调畅，而有利于肝热透泄，阴液恢复。

二诊虽见夜梦减少，但腰胁疼痛未减，再结合舌红尖绛、苔白微腻、脉象沉细弦滑而数来看，说明湿浊之邪虽减，但肝热伤阴、气血瘀滞较甚，故改用一贯煎加减治疗。一贯煎原方由北沙参、麦冬、当归、生地黄、枸杞子、川楝子等药组成，功效为滋阴疏肝，主治阴虚肝郁而引起的胸脘胁腹作痛、咽干口燥、舌红少津等症，现代常用于治疗慢性肝炎、慢性胃炎、胃及十二指肠溃疡、肋间神经痛、慢性睾丸炎、疝气等属于阴虚气滞者。本案患者既有肝郁气滞，又有肝热阴伤，故用之本属对证。但原方大多为阴柔滋腻之药，只有一味川楝子为理气疏肝之品，可谓滋阴力强而理气力弱。本证虽有肝热阴伤，但毕竟湿浊之邪未除，气血瘀滞较重，若照搬原方，则滋阴有余而理气活血不足，恐怕容易助湿恋邪，阻碍气血运行，使腰胁疼痛难除，夜寐难安。故赵老取其法而不照搬其药，滋阴药只取北沙参一味，余则弃之。为增加理气活血力量，则除用川楝子外，又加用了旋覆花、香附、生蒲黄、炒五灵脂、延胡索粉等药。经过这般加减变化，则使其变成了理气活血力强而滋阴力弱的方子，用于本证治疗，则滋阴养液而不恋邪，理气活血而不伤阴，取其利而去其弊。运用成方，如此随证加减，灵活变通，可谓成方活用之楷模。

阴虚阳亢、心肾不交致失眠：填补下元，滋阴潜阳，交通心肾

段某，女，52 岁，1985 年 1 月 7 日诊。舌红，苔白而干燥，脉象细数，形体消瘦，五心烦热，夜寐不安，心肾不交。

治法：填补下元。

处方：炒酸枣仁 10 克，五味子 10 克，当归 10 克，生地黄 10 克，白芍 10 克，川芎 10 克，炙甘草 10 克，远志肉 10 克，生牡蛎（先煎）20 克。6 剂，每日 1 剂，水煎，早、晚分 2 次，空腹服用。

【诊疗思路】 中医学认为，正常安眠有赖于心肾相交。心为火脏属阳，肾为水脏属阴，正常情况下，心火必须下达于肾，肾水必须上济于心，如此心肾相交，水火相济，阴阳相抱，才有利于睡眠。若肾阴肾水不足而虚阳亢盛，则不能上济于心，使心火不能下达，则夜难成寐。本案患者失眠而五心烦热，形体消瘦，舌红，苔白而干燥，脉象细数，显然是阴虚阳亢、心肾不交所致，故赵老治之，以养血滋阴、填补下元为主。下元即下焦之元气，包括元阴与元阳，也即肾阴与肾阳，而此处用生地黄、生牡蛎等药，主要是填补肾阴，并非温补肾阳。因肝肾同源，且同在下焦，故补肾阴时，常用补肝血之药，而补肝血时，也常用滋肾阴之品，以使其互生互化。本案治疗虽谓填补下元，却也用当归、川芎、白芍等补血之药，即因此之故。

另外，本案失眠，主要因肾阴不足所致，填补下元固为治本之策，然滋补肾阴以济心安神，需要较长时日，非旦夕可以收功，故单纯填补下元有远水不解近渴之虞。中医临床治病，既重视治病求本，即祛除病因而解决根本问题；但也注重治标，特别是遇到某些急需解决的痛苦症状，用治本之法难见速效时，则往往使用一些特殊的药物以治标，故中医又有急则治标、缓则治本的说法。本例患者夜寐不安，即是其急需解决的问题，故选用特殊的药物，迅速达到安神的目的，则为当务之急。炒酸枣仁既可养心阴，又可益肝血，安神有殊功，是中医最常用的滋养性安神药，故此处用之为君，再配远志、五味子以增强养心安神之效，实有急则治标、标本兼顾之意。

炙甘草性味甘平，主要作用为补中益气，也有调和药性之功。此案肾阴不足，用之何为？一般认为仅为调和药性，其实不然。炙甘草之味纯甘，善入中焦，具有守而不走特性，除补中益气外，还有守中留阴之用，故有国老之称。正因其有守而不走、守中留阴之性，故内有湿阻、水肿、气滞者慎用；而阴虚消瘦者，以之与滋阴养液药配合，则可大大增强养阴之效。故温病学家吴鞠通治疗肝肾阴虚的加减复脉汤，不仅使用炙甘草，而且重用之为君。由此可见，赵老在此用之，绝不仅仅为了调和药性，而主要是用以守中留阴，增强疗效。

阴虚火旺、心神不安致失眠：养其心阴，泄其心火，求其寐安

薛某，女，56岁。

[初诊] 1985年1月7日。脉弦且细数，营阴不足，心火内炽，心烦，夜寐不安，肢体麻木，舌红，苔白而干。

治法：养其心阴，泄其心火，求其寐安。

处方：黄连2克，黄芩10克，木瓜10克，白芍10克，生地黄10克，竹茹6克，牡丹皮10克，防风6克。6剂，每日1剂，水煎，早、晚分2次，空腹服用。

[二诊] 1985年1月14日。阴分不足，水饮中阻，夜寐不安，脘闷纳呆，舌红，苔白滑，和胃化饮，求其寐安。制半夏10克，北秫米30克，旋覆花（包）10克，竹茹6克，首乌藤10克，莱菔子6克，紫苏子10克，焦麦芽10克。6剂，每日1剂，水煎，早、晚分2次，空腹服用。

【诊疗思路】本案失眠患者初诊、二诊虽都以夜寐不安为主症，但证候性质差别很大。初诊兼见脉弦且细数，舌红，苔白而干，辨证为营阴不足而心火亢盛，故治疗主要以黄芩、黄连等清泄心火，生地黄、白芍等滋养营阴。二诊兼见脘闷纳呆，舌红，苔白滑，辨证为营阴不足而水饮中阻，故治疗则改为理气燥湿、和胃化饮为主。由此可见，同一个病人，同一种病证，而在不同的时期，往往表现为不同的证候，因此，医生在临证诊疗时，必须经常观察患者的病情变化，做到及时发现变化，及时调整治法方药。

阴虚血热致失眠：育阴泄热

刘某，女，61岁，1984年10月8日诊。心烦急躁，夜寐梦多，舌红少苔，脉象细数，阴虚血热。

治法：育阴泄热。

处方：墨旱莲10克，女贞子10克，当归10克，何首乌10克，生地黄10克，白芍15克，竹茹6克，蝉蜕6克。6剂，每日1剂，水煎，早、晚分2次，空腹服用。

【诊疗思路】本案失眠患者舌红少苔，脉象细数，皆阴虚血热之象。阴虚

即肾水不足，血热即心火有余。水亏火旺，扰及心神，则心烦急躁，夜寐难安，故治疗用墨旱莲、女贞子、当归、何首乌、生地黄、白芍、竹茹、蝉蜕等，育阴以滋肾水，泄热以降心火，使水火相济，心肾相交，则夜寐自安。

热瘀气滞致失眠：凉血清热，理气化瘀通络

马某，女，44岁，1985年1月7日诊。右脉濡软，沉取弦滑，左脉沉细，心烦，夜寐梦多，周身乏力，胸胁胀满，甚则作痛，舌红而有瘀斑，苔黄。

治法：凉血清热，化瘀通络。

处方：牡丹皮10克，栀子6克，柴胡6克，防风6克，黄芩10克，赤芍10克，茜草10克，生大黄粉（分冲）2克，蝉蜕6克。6剂，每日1剂，水煎，早、晚分2次，食后服用。

【诊疗思路】该失眠患者右脉濡软，周身乏力，似为气虚之证，但沉取弦滑，舌红而有瘀斑，苔黄，又非虚证脉舌，再结合心烦梦多，胸胁胀满，甚则作痛等症，则辨为热瘀气滞无疑。故赵老以凉血清热、疏肝解郁、化瘀通络方法治之。方中以柴胡、防风、蝉蜕等疏肝解郁以透热，栀子、黄芩以苦寒清热，牡丹皮、赤芍、茜草等凉血活血，以化瘀通络。这里值得注意的是，方中少量使用生大黄粉，绝非用以攻下燥屎热结，而是取其凉血泄火、活血化瘀之效。

肝经郁热伤阴、脾胃湿浊内阻致失眠：苦甘泄热，和胃安神

祁某，女，54岁，1985年1月7日诊。右脉弦细，左脉细弦且滑，舌瘦，尖红起刺，苔白腻，胃纳不佳，中脘满闷，夜寐梦多。

治法：苦甘泄热，和胃安神。

处方：川楝子10克，沙参10克，麦冬10克，半夏10克，陈皮6克，竹茹6克，大腹皮10克，木香6克，焦三仙各10克。6剂，每日1剂，水煎，早、晚分2次，空腹服用。

【诊疗思路】本案失眠患者，既有肝经郁热伤阴而见脉象细弦，舌瘦而尖红起刺等症，又有脾胃湿浊内阻而见胃纳不佳，中脘满闷，舌苔白腻等状，故赵老以一贯煎加减，苦寒、甘寒相配，滋阴疏肝泄热，以温胆汤加减，理气燥

湿和胃。诸药相配，使热透阴复，湿浊祛除，气机调畅，肝胃调和，则心神自安。

肝热内盛、湿饮内停致失眠：凉肝热，化饮邪，求其寐安

孙某，男，55岁，1985年1月14日诊。右脉弦细，按之搏指，左脉沉细弦滑，舌红尖绛，苔白腻而滑润液多，心烦急躁，中脘满闷，夜寐不安。

治法：凉肝热，化饮邪，求其寐安。忌辛辣食物及饮酒。

处方：川楝子10克，木瓜10克，白芍10克，柴胡6克，黄芩10克，龙胆2克，紫苏子10克，莱菔子10克，白芥子6克，槟榔10克，大腹皮10克。6剂，每日1剂，水煎，早、晚分2次，空腹服用。

【诊疗思路】该失眠患者症见心烦急躁，脉象弦细搏指，舌红尖绛，肝热有余可知。苔白腻而滑润液多，中脘满闷，湿饮内停无疑。湿饮中阻，阴阳不交，再加肝热内扰，自然心神不宁，夜寐难安。故赵老治之，一边以柴胡、川楝子、黄芩、龙胆等，疏肝解郁，清热凉肝；一边以紫苏子、莱菔子、白芥子、槟榔、大腹皮等，苦辛通降，温化饮邪。肝热除，饮邪退，阴阳相交，心神得宁，自然寐安。

另外，日常饮食对失眠有很大的影响，如多食辛辣刺激食物、饮酒及过食生冷等，容易导致肝经热盛，脾胃湿停，影响睡眠，故失眠患者应尽量忌之。

胆热内郁、痰浊外阻致失眠：清化痰热，求其寐安

黄某，男，20岁，1985年4月8日诊。神经衰弱，心烦，入睡困难，口苦，舌红，苔白腻，脉濡缓，按之弦滑。

治法：清化痰热，求其寐安。

处方：竹茹6克，枳壳6克，半夏10克，陈皮6克，蝉蜕6克。6剂，每日1剂，水煎，早、晚分2次，空腹服用。

【诊疗思路】该失眠患者正值血气方刚之时，其失眠自然多为实证；又见口苦，舌红，苔白腻，脉濡缓，按之弦滑，则辨其为胆热郁于内，痰浊阻于外无疑。故以温胆汤加减，清化痰热，其寐自安。

胆热内扰、气滞血瘀致失眠：清泄胆热，理气活血

魏某，男，50岁，1985年3月4日诊。右脉弦细且滑，沉取略数，左脉濡软，关尺滑数，心中烦热，口苦，胸胁胀满，甚则疼痛，夜寐梦多，大便干燥，热郁于内，气机不调。

治法：泄其胆热，求其寐安。

处方：旋覆花（包）10克，片姜黄6克，蝉蜕6克，僵蚕10克，竹茹6克，枳壳6克，瓜蒌10克，川楝子10克，炒五灵脂10克，大腹皮10克，香附10克，木瓜10克。6剂，每日1剂，水煎，早、晚分2次，空腹服用。

【诊疗思路】本案失眠患者症见心烦口苦，夜寐梦多，大便干燥，脉象弦细滑数等，为胆热内扰之征；胸胁胀满，甚则疼痛，为气滞血瘀所致。故用旋覆花、片姜黄、蝉蜕、僵蚕、竹茹、枳壳、瓜蒌、川楝子、炒五灵脂、大腹皮、香附、木瓜等，以理气活血，清泄胆热，求其寐安。

胆经郁热扰心致失眠：苦泄胆经郁热以安神

张某，女，38岁，1983年12月19日诊。脉象细数，心烦梦多，口苦，舌红苔白。

治法：苦泄安神。

处方：蝉蜕6克，僵蚕6克，片姜黄6克，大黄粉0.5克。6剂，每日1剂，水煎，早、晚分2次，空腹服用。

【诊疗思路】本案失眠患者见脉象细数、心烦梦多、口苦、舌红苔白等症，为胆经郁热所致，故以升降散升降气机，透泄郁热，而心神自安。此处用大黄，意在导热下行，不为攻下热结，故用量极轻。大黄导热下行与攻下热结之用量截然不同，后学不可不知。

胆经郁热伤阴致失眠：透泄郁热，甘寒育阴

李某，女，45岁，1984年12月10日诊。心烦，夜寐梦多，自觉乏力，舌红，口干且苦，脉象弦滑。

治法：透泄郁热，甘寒育阴。

处方：沙参 10 克，麦冬 10 克，五味子 6 克，蝉蜕 6 克，僵蚕 6 克，片姜黄 6 克，竹茹 6 克，枳壳 6 克，焦三仙各 10 克。6 剂，每日 1 剂，水煎，早、晚分 2 次，空腹服用。

【诊疗思路】本案失眠患者见心烦、夜寐梦多、自觉乏力、舌红、口干且苦、脉象弦滑等症，显然为胆热阴伤之证。故赵老以升降散加减以疏畅气机，透泄胆经郁热而保阴；以沙参、麦冬、五味子等酸甘之品，滋补阴液。阴液足，胆热退，则口苦心烦等症自除，夜寐自安。

湿阻热郁致失眠：清化湿浊，透泄肝热

叶某，女，40 岁，1983 年 9 月 19 日。左脉弦细且滑数，右脉濡软，沉取带弦，舌苔白厚糙老略干，身体乏力，经常失眠。

治法：清化湿浊，兼泄肝热。

处方：竹茹 6 克，枳壳 6 克，竹叶 2 克，黄连粉（分冲）2 克，荆芥炭 6 克，防风 6 克，大腹皮 10 克，木香 6 克，香附 10 克。6 剂，每日 1 剂，水煎，早、晚分 2 次，空腹服用。

【诊疗思路】本案失眠患者，虽见身体乏力，但不可轻易诊为虚证。其脉象弦细滑数，舌苔糙老略干，为肝郁有热之象；舌苔白厚，为湿浊内阻之候。湿阻热郁，气机不畅，则可出现困倦乏力之症。故赵老治之，重点用枳壳、防风、大腹皮、木香、香附等，疏畅气机，清化湿浊；稍佐黄连、竹茹、竹叶等，清泄肝热。湿浊去，肝热清，气机调畅，阴阳调和，自然夜寐安和，且不用补药，而体力精力可增。

癫痫

癫痫，中医称为"痫证"，俗称"羊痫风"或"羊角风"，具有反复发作倾向。中医学认为癫痫多由风、痰、火、瘀等因素引起，临床上主要分为痰火扰神、血虚风动、风痰闭窍、瘀阻脑络、心脾两虚、肝肾阴虚等证型。痰

火扰神者临床主要表现为猝然仆倒，不省人事，四肢拘挛或抽搐，口中有声，口吐白沫，烦躁不安，呼吸急促，痰鸣漉漉，口臭便干，舌质红，苔黄腻，脉弦滑等；治宜清火化痰，息风开窍。血虚风动者临床主要表现为猝然仆倒，或两目直视，或局部肌肉抽搐，或四肢抽搐无力，手足蠕动，二便自遗，面色不华，舌质淡，少苔，脉细弱等；治宜养血息风。风痰闭窍者临床主要表现为猝然昏仆，目睛上视，口吐白沫，手足抽搐，喉中痰鸣，舌质淡红，苔白腻，脉滑等；治宜豁痰开窍，息风定痫。瘀阻脑络者临床主要表现为猝然昏仆，抽搐，或单口角、眼角、肢体局部抽搐，颜面口唇青紫，舌质紫暗或有瘀点，脉弦细或沉涩等；治宜活血化瘀，通络息风。心脾两虚者临床主要表现为反复发作，经久不愈，发则猝然昏仆，或仅头部下垂，四肢无力，伴面色萎黄或苍白，口吐白沫，四肢抽搐无力，口噤目闭，二便自遗，舌质淡，苔白，脉弱等；治宜益气养血，息风开窍。肝肾阴虚者临床主要表现为发则猝然昏仆，或失神，或言语不利、肢体抽搐，或手足蠕动，平时健忘失眠，腰膝酸软，舌质深红，少苔或无苔，脉弦细数等；治宜滋补肝肾，息风定痫。

癫痫热郁于内，生痰动风：宣郁清热，化痰息风

赵某，女，24 岁。

[初诊] 1984 年 11 月 12 日。患癫痫十余年，近来发作频繁，一周数发，且夜间发作较多。两脉沉滑且数，舌红而尖部起刺，苔白腻而厚，夜寐梦多，二便如常。热郁于内，痰湿中阻。

治法：宣郁清热，化痰息风。饮食当慎，忌葱、姜、蒜、辣椒、韭菜、茴香、蒜苗、柿子椒、洋葱头、咖喱等辛辣刺激性食物。

处方：青礞石 10 克，黄芩 10 克，石菖蒲 6 克，郁金 6 克，柴胡 6 克，蝉蜕 6 克，僵蚕 10 克，莱菔子 6 克，焦三仙各 10 克。12 剂，每日 1 剂，水煎，早、晚分 2 次，食后服用。每周服 6 剂，休息 1 天。

[二诊] 1984 年 11 月 26 日。上药服用 2 周，癫痫发作次数减少，程度渐轻，脉象弦细。然久病体弱，正气不足，再以甘麦大枣汤治之。炙甘草 15 克，浮小麦 30 克，大枣 10 枚，白芍 15 克，钩藤（后下）10 克，玉竹 10 克，生牡

蛎（先煎）30克，珍珠母（先煎）30克。6剂，每日1剂，水煎，早、晚分2次，空腹服用。

［三诊］1984年12月3日。癫痫本周未发作，脉证如前，原方增损之。炙甘草15克，浮小麦30克，大枣10枚，白芍15克，钩藤（后下）10克，玉竹10克，生牡蛎（先煎）30克，珍珠母（先煎）30克，木瓜10克。6剂，每日1剂，水煎，早、晚分2次，空腹服用。

［四诊］1984年12月10日。病势渐减，癫痫半月一发，仍用前方进退。炙甘草15克，浮小麦30克，大枣10枚，白芍10克，钩藤（后下）10克，麦冬10克，百合10克，生地黄10克，木瓜10克，珍珠母（先煎）30克。6剂，每日1剂，水煎，早、晚分2次，空腹服用。

［五诊］1984年12月17日。服上方后，癫痫未再发作。昨夜降雪，自觉不适，脉仍弦细，再以甘麦大枣汤治之。炙甘草15克，浮小麦30克，麦冬10克，大枣10枚，百合10克，生地黄10克，木瓜10克，珍珠母（先煎）30克，山药10克。6剂，每日1剂，水煎，早、晚分2次，空腹服用。

［六诊］1984年12月24日。两脉沉弦细滑略数，舌干，尖部起刺。癫痫已久，郁热不清，再以清化痰浊方法治之。旋覆花（包）10克，蝉蜕6克，僵蚕6克，片姜黄6克，杏仁6克，黛蛤散（包）6克，珍珠母（先煎）20克，煅瓦楞子（先煎）20克，钩藤（后下）10克。6剂，每日1剂，水煎，早、晚分2次，空腹服用。

［七诊］1985年1月7日。两脉弦细且滑，舌红尖刺，癫痫未发作。真阴不足，再以《金匮要略》百合地黄汤法加减治之。百合10克，生地黄10克，浮小麦30克，炙甘草10克，大枣10枚，当归10克，茯苓10克，煅瓦楞子（先煎）20克，钩藤（后下）10克，芡实10克。6剂，每日1剂，水煎，早、晚分2次，空腹服用。

［八诊］1985年1月14日。癫痫未发作，脉象细小且弦，仍用养血育阴之甘麦大枣汤方法。浮小麦30克，炙甘草10克，大枣10枚，熟地黄15克，白芍15克，煅瓦楞子（先煎）15克。6剂，每日1剂，水煎，早、晚分2次，空腹服用。

【诊疗思路】该患者初诊时癫痫发作频繁，夜寐梦多，两脉沉滑且数，舌

44

红而尖部起刺，苔白腻而厚，故赵老辨其为热郁于内、痰湿中阻之实证，治疗用宣郁化痰方法，方选清热涤痰的礞石滚痰丸加减。方中以青礞石为君，坠痰下气，平肝息风，以镇其频繁抽搐动风之势；佐以黄芩，内清其热；柴胡、石菖蒲、郁金、僵蚕、蝉蜕等，外解其郁，开窍息风；莱菔子、焦三仙消导积滞，断其生痰之源。诸药合用，内清外透，涤痰除热，息风镇痉，标本兼治，故功效卓著，患者服用2周即发作大减。因初诊用药比较峻猛，故嘱其食后服用，以免伤胃。

二诊见其发作减轻，久病体弱，正气不足，故不再用清热化痰之法，改用益气养血育阴的甘麦大枣汤。甘麦大枣汤是医圣张仲景《金匮要略》中治疗妇人脏躁而悲伤欲哭的方剂，由炙甘草、小麦、大枣三味药组成，赵老用其补益气阴，养血安神，润养筋脉，缓急拘挛，意在扶正固本，以御风火痰瘀之扰。另加白芍、玉竹、生牡蛎、珍珠母等滋阴潜阳息风以治本，钩藤清热平肝息风以治标。此可谓标本兼顾，考虑周到，故疗效甚佳，患者癫痫由一周数发减为半月一发。

七诊时更加《金匮要略》百合地黄汤法，意在增强养阴清热、除烦安神之功。《金匮要略》百合地黄汤是治疗百合病的主要方剂，由百合和生地黄两味药组成。百合病是一种症状复杂多变的心身疾病，患者常表现为默默不言，或自言自语，精神恍惚，欲卧不能卧，欲行不能行，有时食欲极佳，有时又厌恶饮食，自觉身体有热，清热却无效，自觉身体有寒，散寒亦无功，多伴有口苦、小便短赤等症。仲景认为其是阴虚内热所致，故用百合、生地黄，甘寒生津、滋阴清热以治之。赵老借其滋阴清热之功，合甘麦大枣汤益气养血育阴，使气血阴液充足，虚热得清，心神得安，筋脉得养，癫痫之痉厥动风诸症自除。

另外，在这里需要特别强调的是，赵老治病，除重视辨证用药外，还特别强调辨证施食，辨证忌口。他常常叮嘱患者："吃药不忌口，白费大夫手。"本例患者，因内有郁热，生痰动风，致癫痫频发，故赵老嘱其饮食忌辛辣刺激之物。由此可见，治疗本例患者之所以效果极佳，除辨证准确、用药得当外，也与患者严格遵嘱忌口不无关系。

癫痫内热伤阴，痰瘀阻络：清热化痰，养血育阴，活络止痉

马某，男，44岁，1980年9月24日诊。患癫痫13年，时常发作，近来发作频繁，且经常右侧面肌痉挛，大便燥结，舌红苔黄。

治法：清热化痰，养血育阴，活络止痉。饮食当忌葱、姜、蒜等辛辣刺激性食物。

处方：青礞石（先煎）15克，生大黄粉（分冲）1克，白芍15克，钩藤（后下）10克，黄芩10克，僵蚕6克，片姜黄6克，蜈蚣1条。10剂，每日1剂，水煎，早、晚分2次，食后服用。

【诊疗思路】本例癫痫患者虽患病多年，但近来发作频繁，且就诊时见大便燥结，舌红苔黄，显非虚证，而是内热伤阴、生痰生瘀、阻滞经络所致，故赵老用清热化痰、养血育阴、活络止痉之法，方选礞石滚痰丸与升降散加减，用礞石、大黄、黄芩清热涤痰，通腑降浊；白芍养血育阴；钩藤、僵蚕、片姜黄、蜈蚣等，化痰通络，平肝息风。诸药合用，清热涤痰，升清降浊，养血育阴，活络止痉，可谓切中病机，丝丝入扣。方中用生大黄粉冲服，可谓用药巧妙。大便燥结，肠腑之气不通，不仅使内热不易透出，而且易使浊气不降反逆，诱发本病，故通腑泄热降浊在治疗本病实证中具有重要意义。通腑泄热降浊，一般大夫多在方中加熟大黄煎服，不仅用量较大，而且效果不佳；而赵老用生大黄粉冲服，不仅用量甚少，价格低廉，而且效果很好，仅用1克或2克生大黄粉冲服，其效果就可胜过10克熟大黄煎服。可见赵老用药，不仅处处从疗效着想，而且处处为减轻患者经济负担着想。

精神分裂症

精神分裂症是一种病因未明的精神疾病。本病属于中医学"癫病"或"狂病"范畴。中医学认为其发生与情志内伤、损伤肝脾、痰气瘀热蒙蔽心窍有关。临床上主要分痰气郁结、痰火内扰、气滞血瘀、心脾两虚、阴虚火旺等证型进行治疗。痰气郁结型临床主要表现为精神抑郁，表情淡漠，忧虑多疑，喃喃自语，语无伦次，或沉默不语，不思饮食，舌胖而有齿痕，苔白腻，脉弦滑等；治宜理气解郁，豁痰开窍。痰火内扰型临床主要表现为烦躁易怒，不寐易惊，骂人毁物，高歌狂呼，面红目赤，舌红或绛，苔黄腻，脉弦滑而数等；治宜清化痰热，宁心安神。气滞血瘀型临床主要表现为躁扰不安，恼怒狂言，面色晦暗，胸胁满闷或疼痛，舌质紫暗或有瘀点瘀斑，脉弦细或细涩等；治宜理气解郁，活血化瘀。心脾两虚型临床主要表现为神志恍惚，言语错乱，心悸气短，善悲欲哭，食少倦怠，舌淡苔白，脉细弱等；治宜健脾益气，养心安神。阴虚火旺型临床主要表现为神志恍惚，多言善惊，心烦急躁，夜寐不安，形瘦面赤，口燥咽干，舌红少苔或无苔，脉细数等；治宜滋阴降火，潜阳安神。

精神分裂症痰阻热蕴，扰神蔽窍：疏肝化痰，清泄肝热

李某，男，40岁，1980年12月31日诊。右脉滑数，重按濡软，左脉细滑，舌红，苔白腻水滑，患精神分裂症多年，常有幻听、幻视，耳鸣，夜寐不安。

治法：疏肝化痰，佐以清泄肝热。

处方：胆南星10克，陈皮6克，半夏10克，黄芩10克，川楝子10克，马尾连10克，枳壳6克，焦三仙各10克，青礞石（先煎）10克。6剂，每日1剂，水煎，早、晚分2次，空腹服用。

【诊疗思路】本案精神分裂症患者常有幻听、幻视，伴耳鸣，夜寐不安，右脉滑数，重按濡软，左脉细滑，舌红，苔白腻水滑，显然为痰阻气郁、肝胆蕴热、扰神蔽窍所致，故赵老用胆南星、陈皮、半夏、黄芩、川楝子、马尾连、枳壳、焦三仙、青礞石等，以疏肝化痰，清泄肝热，使肝气条达，痰热祛除，神清窍开，则诸症易解。

痹证

中医之痹证有广义和狭义之别。狭义痹证主要指风寒湿热等外邪侵袭人体，闭阻经络，使气血不畅，引起肢体肌肉或关节肿痛、麻木、重着、伸屈不利，甚或关节变形等临床表现的病证，并根据邪气的偏胜而有行痹、痛痹、着

痹、热痹之分，可见于西医之风湿热、风湿性关节炎、类风湿关节炎、骨关节炎、神经痛等疾病。广义痹证还包括气血不足，肌肤筋骨经络失养，脏腑气血瘀阻，或风寒湿痹日久，内伤脏腑所致的痹证，如气血痹、血虚痹、心痹、肺痹、肝痹、脾痹、肾痹、肠痹、胞痹等。临床当根据患者的脉舌症详加辨证论治。

风寒湿邪侵袭、经络不通致痹痛：疏风散寒胜湿，宣痹通络

王某，女，45 岁，1983 年 11 月 7 日诊。腰痛日久不愈，肢体关节亦肿胀作痛，脉象沉滑，舌苔白腻。

治法：疏风散寒胜湿，宣痹通络，以止其痛。

处方：大豆卷 10 克，紫苏叶 6 克，秦艽 6 克，荆芥炭 10 克，防风 6 克，杏仁 10 克，半夏 10 克，枇杷叶 10 克，焦三仙各 10 克，桑寄生 10 克，独活 6 克。6 剂，每日 1 剂，水煎，早、晚分 2 次，空腹服用。

【诊疗思路】本案患者腰痛日久，肢体关节肿胀作痛，且脉象沉滑，舌苔白腻，显然因风寒湿邪侵袭机体而气机被阻、经络不通所致。故赵老治之，重点以大豆卷、紫苏叶、杏仁、枇杷叶、防风等，宣通肺卫，以疏风散寒胜湿，使气机宣通，风寒湿邪祛除，自然经络通畅，痹痛易解。方中桑寄生既能祛风湿，舒筋脉，又善补肝肾，壮筋骨，故用之尚有扶正祛邪之意。

阴血不足、湿热阻络致关节痹痛：养血育阴，清化湿热，活络缓痛

李某，女，35 岁。

[初诊] 1984 年 11 月 12 日。全身关节疼痛，心烦梦多，时有头晕心悸，舌红尖刺，苔白根厚糙老，脉象细数。阴血不足，湿热内阻，络脉失和。

治法：养血育阴，活络缓痛。

处方：墨旱莲 10 克，女贞子 10 克，荆芥炭 10 克，防风 6 克，杏仁 10 克，茵陈 10 克，栀子 6 克，枇杷叶 10 克，焦三仙各 10 克。6 剂，每日 1 剂，水煎，早、晚分 2 次，空腹服用。

[二诊] 1984 年 11 月 26 日。关节疼痛减轻，舌红尖刺，脉象细数且滑，脘腹胀满，腰酸痛，月经提前，用养血育阴、理气化湿方法治之。旋覆花

（包）10克，荆芥炭10克，竹茹6克，赤芍10克，大腹皮10克，木香6克，香附10克，墨旱莲10克，远志肉10克，桑枝10克。6剂，每日1剂，水煎，早、晚分2次，空腹服用。

[三诊]1984年12月3日。腹胀减轻，阵阵头晕，脉象沉软，郁热渐减，再治以养血育阴。墨旱莲10克，女贞子10克，旋覆花（包）10克，白蒺藜10克，杏仁10克，枇杷叶10克，瓜蒌10克，焦三仙各10克，络石藤10克。6剂，每日1剂，水煎，早、晚分2次，空腹服用。

[四诊]1984年12月10日。脉象滑数，舌红糙老，时有心悸，一身乏力，用益气养阴方法治之。黄芪10克，沙参10克，麦冬10克，五味子6克，墨旱莲10克，女贞子10克，白芍10克，茯苓10克，远志肉10克，佛手片10克。6剂，每日1剂，水煎，早、晚分2次，空腹服用。

[五诊]1984年12月17日。关节疼痛时轻时重，阵阵心烦，夜寐不安，头晕心悸，舌红尖刺，两脉弦细且滑，阴血不足，络脉失和，拟养血育阴，活络缓痛。墨旱莲10克，女贞子10克，当归10克，赤芍10克，白芍10克，川芎10克，丹参10克，茜草10克，片姜黄6克，桑枝10克，焦三仙各10克，秦艽6克。6剂，每日1剂，水煎，早、晚分2次，空腹服用。

【诊疗思路】该患者关节疼痛而心烦梦多，头晕心悸，舌红尖刺，脉象细数，显然为阴血不足、湿热内阻、络脉失和所致，故用墨旱莲、女贞子、荆芥炭、防风、杏仁、茵陈、栀子、枇杷叶等，以养血育阴，清化湿热，活络缓痛。

气血虚弱致两手麻木：益气养血

陈某，女，55岁。

[初诊]1984年9月3日。两手麻木，气短乏力，夜寐不安，脉象细弱，舌淡苔白。麻为血少，木为气虚，中阳不足，气血皆虚。

治法：益气养血。

处方：生黄芪15克，党参10克，白术10克，陈皮6克，当归10克，茯神10克，远志10克，炒酸枣仁10克，炙甘草6克。6剂，每日1剂，水煎，早、晚分2次，空腹服用。

〔二诊〕1984年10月8日。气短乏力等症减轻，两手仍觉麻木，舌苔白而干燥，脉象弦滑，治以疏风活络方法。独活6克，桑寄生10克，荆芥炭6克，防风6克，蝉蜕6克，片姜黄6克，香附10克，木香6克。6剂，每日1剂，水煎，早、晚分2次，空腹服用。

〔三诊〕1984年10月29日。两手麻木减轻，胸胁胀满，大便濡软不畅，舌苔白腻，脉象弦滑，痰湿阻络，气机不调，改用三子养亲汤治之。紫苏子10克，莱菔子10克，白芥子6克，冬瓜子10克，旋覆花（包）10克，片姜黄6克，藿香梗10克，紫苏梗10克，草豆蔻3克，杏仁10克。6剂，每日1剂，水煎，早、晚分2次，空腹服用。

〔四诊〕1984年11月5日。脉象寸关滑数，诸症减轻，夜寐梦多，风热痰湿内扰，用疏风化痰清热方法治之。晚蚕沙10克，菊花10克，苦丁茶10克，紫苏子10克，莱菔子6克，冬瓜子10克，焦三仙各10克，旋覆花（包）10克，夏枯草10克。6剂，每日1剂，水煎，早、晚分2次，空腹服用。

〔五诊〕1984年11月19日。近日胃脘不舒，纳呆，漾漾泛呕恶心，舌淡红，苔白腻，脉象濡滑，用辛开苦降方法治之。半夏10克，陈皮6克，竹茹6克，黄连粉（分冲）2克，旋覆花（包）10克。6剂，每日1剂，水煎，早、晚分2次，空腹服用。

【诊疗思路】本案患者初诊见两手麻木，气短乏力，夜寐不安，脉象细弱，舌淡苔白，辨为气血虚弱为主，故用生黄芪、党参、白术、当归、炙甘草等，益气养血为主。二诊见气短乏力等症减轻，两手仍觉麻木，舌苔白而干燥，脉象弦滑，显然有风痰阻络，故用独活、荆芥炭、防风、蝉蜕、片姜黄、香附、木香等，疏风活络为主。三诊虽见手麻减轻，但胸胁胀满，大便濡软不畅，舌苔白腻，脉象弦滑，显然痰湿内阻较甚，故以三子养亲汤加冬瓜子、旋覆花、片姜黄、藿香梗、紫苏梗、草豆蔻、杏仁等，增强化痰通络之功。四诊诸症减轻，唯夜寐梦多，脉象寸关滑数，显系风热痰湿内扰所致，故用晚蚕沙、菊花、苦丁茶、紫苏子、莱菔子、冬瓜子、旋覆花、夏枯草等，疏风化痰清热。五诊见胃脘不舒，纳呆，漾漾泛呕恶心，舌淡红，苔白腻，脉象濡滑，显然病机以中焦脾胃湿热为重，故改用半夏、陈皮、竹茹、黄连、旋覆花等，辛开苦降，清化湿热。由此可见，临床所见病证，并非一病一证那么简单，往往是多种病证交杂在一起，且随着病程进展和治疗等因素的影响而不断变化，故临床上并非一成不变地用一方一法治疗一病，而是随时根据脉舌症之变化进行辨证，进而随证立法，据法组方用药，充分体现中医辨证论治的原则和灵活变通的精神。

气滞血瘀、痰湿内阻致臂麻腹胀：疏调气机，先治肝胃

曹某，男，46岁，1981年3月11日诊。左臂麻木，胁腹胀满，纳呆食少，舌苔白腻根厚，舌边瘀斑，脉象弦滑。

治法：疏调气机，先治肝胃。

处方：旋覆花（包）10克，槟榔10克，焦神曲10克，焦麦芽10克，白芥子3克，冬瓜皮20克，大腹皮10克，草豆蔻3克，半夏15克，木香6克。5剂，每日1剂，水煎，早、晚分2次，空腹服用。

【诊疗思路】该患者左臂麻木，舌边瘀斑，气滞血瘀可知。胁腹胀满，纳呆食少，舌苔白腻根厚，脉象弦滑，为痰湿内阻、肝胃气滞之象。依据常理，瘀血阻滞，本应活血化瘀，但现有痰湿内阻，气机不畅，则活血化瘀往往难以奏效。故赵老先用旋覆花、槟榔、焦神曲、焦麦芽、白芥子、冬瓜皮、大腹皮、草豆蔻、半夏、木香等，理气消食，宣郁化痰，以疏调肝胃气机，使痰湿积滞祛除，肝胃气机调畅，则诸症易解。

湿热阻闭、经络不通致腿胀麻木：清化湿热，舒筋活络

马某，女，23岁，1984年12月10日诊。左脉濡滑，按之略数，右脉濡软，舌苔白腻根厚浮黄，右腿肿胀麻木。湿热蕴郁不化，下肢脉络失和。

治法：清化湿浊，兼泄其热。饮食当慎。

处方：大豆卷10克，秦艽6克，汉防己10克，赤小豆10克，全当归10克，桑枝10克，海风藤10克，络石藤10克，焦三仙各10克，莱菔子10克，防风6克。6剂，每日1剂，水煎，早、晚分2次，空腹服用。

【诊疗思路】本案患者右腿肿胀麻木，兼见左脉濡滑，按之略数，右脉濡软，舌苔白腻根厚浮黄，显然其病乃因湿热阻闭下肢脉络所致，而湿热所生，又与饮食肥甘有关。故治疗用大豆卷、秦艽、汉防己、赤小豆、全当归、桑

枝、海风藤、络石藤、焦三仙、莱菔子、防风等，清化湿热，以通络脉。并宜饮食清淡，以助疗效。

阴血不足、筋脉失养致下肢发麻抽痛：养血育阴，舒筋缓急

安某，女，78 岁，1984 年 3 月 14 日诊。血虚而筋脉失养，下肢发麻，甚则抽搐作痛，大便干结，两脉弦细且滑，舌红少苔。

治法：养血育阴。

处方：墨旱莲 10 克，女贞子 10 克，白芍 30 克，生地黄 10 克，木瓜 10 克，片姜黄 6 克，茯苓 10 克，桑枝 10 克。6 剂，每日 1 剂，水煎，早、晚分 2 次，空腹服用。

【诊疗思路】该患者高年而下肢发麻，甚至抽搐作痛，且大便干结，脉象弦细而滑，舌红少苔，显然为肝肾阴血不足而筋脉失养所致。故以二至丸（墨旱莲、女贞子）加白芍、生地黄、木瓜、片姜黄、茯苓、桑枝等，滋补肝肾，养血育阴，舒筋缓急，使肝肾阴血充足，筋脉得养，下肢麻木抽痛自止。

肢体震颤

肢体震颤是指四肢或头部不自主颤抖或摇动的症状。中医学认为，肢体震颤，肌肉抽动，皆为动风之象，其发病与肝关系密切，正如《黄帝内经》病机十九条所说："诸风掉眩，皆属于肝。"故肢体震颤，又称肝风内动。导致肝风内动的原因很多，有外感邪热而热极生风者，有肾阴不足、水不涵木而阴虚风动者，有肝血不足而筋脉拘急生风者，有痰热瘀血阻滞经络而生风者。故临床须根据脉舌症，详加辨别，分证论治。

肝热血瘀、络脉失养致肢体震颤：清泄肝热，活血通络

李某，女，40 岁，1983 年 11 月 28 日诊。右手颤抖 2 年未愈，月经色深有块，脉象弦滑，舌红，苔白。肝热而络脉失养。

治法：清泄肝热，活血通络。

处方：柴胡3克，黄芩6克，川楝子6克，蝉蜕6克，僵蚕10克，醋大黄2克。6剂，每日1剂，水煎，早、晚分2次，食后服用。

【诊疗思路】本案患者右手颤抖2年未愈，伴月经色深有块，脉象弦滑，舌红苔白，显然为肝热血瘀、络脉失养之证，故用柴胡、黄芩、川楝子、蝉蜕、僵蚕、醋大黄等，以理气解郁，清泄肝热，活血通络。

胸闷

胸闷是指胸部憋闷、呼吸费力或气不够用的感觉，有功能性和病理性之别。功能性胸闷多由气压偏低、室内缺氧、心情压抑等因素所致，无须特殊治疗，经过适当休息、调节情绪、开窗通风或待环境改善后，则会很快恢复正常。病理性胸闷则由多种疾病所致。中医学认为，胸闷既可由气滞、血瘀、痰阻、寒凝等因素引起，也可因气血虚弱所致，故临床必须仔细诊察，详加辨识，以免误诊误治。

血热便血、损伤气血致胸闷：益气补中，凉血止血

马某，男，56岁，1981年4月8日诊。右脉寸关弦滑且数，左脉濡软，舌胖淡，苔白，胸闷气短，时有痔出血。

治法：益气补中，凉血止血。

处方：生黄芪20克，苍术15克，白术15克，茯苓20克，茜草10克，炒地榆10克，冬瓜皮20克，熟地黄10克，五味子10克。6剂，每日1剂，水煎，早、晚分2次，空腹服用。

【诊疗思路】本案患者临床表现除胸闷气短外，并时有痔出血，再结合其右脉寸关弦滑且数，左脉濡软，舌胖淡而苔白等脉舌来看，其胸闷显然因长期痔出血，使气血不足所致。故赵老治之，一方面用生黄芪、白术、茯苓、熟地黄、五味子等，补中益气养血；一方面用茜草、炒地榆等，凉血止血，使气血充足，得以上养心肺，则胸闷气短诸症自除。

湿热内盛、阻滞气机致胸闷：化湿清热，疏畅气机

马某，女，44岁，1981年1月7日诊。两脉濡滑且数，舌红，苔白腻，头晕心悸，胸闷腹胀。湿阻热郁，气机不畅。

治法：化湿清热，疏畅气机。

处方：瓜蒌皮20克，黄芩10克，旋覆花（包）6克，川楝子6克，大腹皮10克，竹茹10克，紫苏子10克，前胡6克，杏仁10克，防风6克。6剂，每日1剂，水煎，早、晚分2次，空腹服用。

【诊疗思路】该患者胸闷而兼见头晕心悸、胸闷腹胀、两脉濡滑且数、舌红而苔白腻等症，显然是湿热内盛、阻滞气机所致，故用瓜蒌皮、黄芩、旋覆花、川楝子、大腹皮、竹茹、紫苏子、前胡、杏仁、防风等，以清化湿热，疏畅气机。

胸痛

胸痛是临床上常见的症状，外伤、炎症、肿瘤等多种原因都可引起。中医学认为痰热或痰湿内阻、火热内灼、寒邪侵袭等，使胸膈气滞血瘀，均可导致本症，故临床必须根据脉舌症而详加辨证，审因论治。

热郁湿阻、气机不畅致胸痛：清化湿热，疏调气机

赵某，女，56岁，1981年4月8日诊。左脉濡软且滑，右脉濡滑，胸痛时作，脘腹满闷，心烦梦多，舌红绛，苔白腻。

治法：清化湿热，疏调气机，以缓胸痛。

处方：旋覆花（包）10克，藿香梗10克，紫苏梗10克，片姜黄6克，杏仁10克，竹茹10克，炒地榆10克，炒槐米10克，白头翁10克，生香附10克。6剂，每日1剂，水煎，早、晚分2次，空腹服用。

【诊疗思路】本案患者胸痛时作，伴脘腹痞满，心烦梦多，舌红绛而苔白腻，脉象濡滑，显然为热郁湿阻、气机不畅所致。故赵老用旋覆花、藿香梗、

紫苏梗、片姜黄、杏仁、竹茹、炒地榆、炒槐米、白头翁、生香附等，清化湿热，疏畅气机，以期湿热祛除，气机调畅而胸痛自解。

热郁湿阻、气机不畅致胸痛：泄热化湿，疏调肝胃

张某，男，54岁，1980年12月17日诊。脉象弦滑有力，左脉尤甚，舌红，苔白糙老，急躁易怒，胸痛时作，痛则连及胁腹胃脘，恼怒则易发。

治法：疏调肝胃。

处方：旋覆花（包）10克，片姜黄6克，杏仁10克，枇杷叶10克，半夏10克，陈皮6克，焦三仙各10克，川楝子6克，胡黄连6克，竹茹6克。6剂，每日1剂，水煎，早、晚分2次，空腹服用。

【诊疗思路】该患者急躁易怒，恼怒则易引发胸痛，且连及胁腹胃脘，脉象弦滑有力，左脉尤甚，舌红而苔白糙老，显然为肝经郁热内扰、胸胁胃脘气滞所致。故赵老治之，一面以旋覆花、片姜黄、杏仁、枇杷叶、川楝子、半夏、陈皮等，疏调肝胃气机；一面以胡黄连、竹茹等，清泄肝经郁热。肝经郁热祛除，胸胁胃脘气机调畅，胸痛等症自然易解。

头痛

头痛分为外感和内伤两大类，证型较多，在临床中须审因论治。

肝热上扰、痰浊内阻致头痛：透泄肝热，清化痰浊

董某，女，38岁，1984年9月24日诊。左脉弦细滑数，右脉濡滑且数，舌红，苔白微腻，心烦急躁，夜寐梦多，头痛时作，胸脘痞闷。肝热上扰，痰浊内阻。

治法：清化痰热。

处方：桑叶10克，菊花10克，白蒺藜10克，紫苏子10克，莱菔子10克，竹茹6克，炒栀子6克，紫苏梗10克，陈皮6克，瓜蒌皮10克。10剂，每日1剂，水煎，早、晚分2次，空腹服用。

【诊疗思路】左脉弦细滑数，为肝经郁热之象；右脉濡滑且数，为脾肺痰热之征；舌红，苔白微腻，也为湿热内蕴之兆。由此可见，该患者所见头痛、梦多、胸闷诸症，皆为肝经郁热上扰、脾肺痰浊内阻所致，故用桑叶、菊花、白蒺藜、紫苏子、莱菔子、竹茹、炒栀子、紫苏梗、陈皮、瓜蒌皮等，以透泄肝热，清化痰浊。

肝热伤阴兼湿阻血瘀致头痛：育阴折热，活血化浊

刘某，女，26岁，1981年5月6日诊。左脉细弦，右脉细滑，舌尖红而起刺，苔白微腻，心烦梦多，月经色黑有块，头额涨痛，大便不畅。肝热伤阴，湿阻血瘀。

治法：育阴折热，活血止痛。

处方：川芎30克，晚蚕沙10克，墨旱莲10克，女贞子10克，白术10克。3剂，每日1剂，水煎，早、晚分2次，空腹服用。

【诊疗思路】该患者头额涨痛，心烦梦多，月经色黑有块，大便不畅，脉象细弦而滑，舌尖红而起刺，苔白微腻，显然为肝热伤阴而兼湿阻血瘀所致，故赵老用二至丸（墨旱莲、女贞子）以滋补肝肾之阴，用川芎、晚蚕沙、白术等，行气活血，和胃化浊。阴血充足，湿浊祛除，气血通畅，则头痛等症易除。

痰热内阻、气机不畅致头痛：清化痰热，疏畅气机，以清头目

王某，女，52岁，1981年1月7日诊。两脉濡滑，按之且数，舌红，苔黄腻，大便不畅，全身发胀，头晕涨痛，中脘堵满。

治法：清化痰热，以清头目。

处方：紫苏子6克，冬瓜子20克，莱菔子10克，川楝子10克，半夏10克，陈皮6克，黛蛤散（包）10克，杏仁10克，竹茹10克。6剂，每日1剂，水煎，早、晚分2次，食后服用。

【诊疗思路】本案患者头晕涨痛，兼见大便不畅，全身发胀，中脘堵满，两脉濡滑而数，舌红而苔黄腻等，为典型的痰热内阻、气机不畅之证，故用紫苏子、冬瓜子、莱菔子、川楝子、半夏、陈皮、黛蛤散、杏仁、竹茹等，以清

化痰热，疏畅气机，使痰热祛除，气机通畅，则头痛脘胀等症易除。

气血不足、痰浊内阻致头痛：补益气血，清化痰浊

汤某，女，41岁，1981年1月7日诊。脉象濡滑，按之沉细而弱，舌淡胖嫩，有齿痕，苔薄白，头痛绵绵，夜寐不安，胸闷痰黏。病在心脾。

治法：温养气血。

处方：炙黄芪10克，党参6克，白术10克，首乌藤10克，墨旱莲10克，女贞子10克，竹茹10克，枇杷叶10克，焦麦芽10克，黄芩10克，阿胶（烊化）10克。6剂，每日1剂，水煎，早、晚分2次，空腹服用。

【诊疗思路】该患者头痛绵绵，夜寐不安，胸闷痰黏，脉象濡滑，按之沉细而弱，舌淡胖嫩而有齿痕，苔薄白，显然为心脾气血不足而痰浊内阻所致，故治疗以黄芪、党参、白术、阿胶等补益气血为主，兼以竹茹、枇杷叶、黄芩等清化痰浊，使气血充足，痰浊祛除，则头痛胸闷等症自除。

肝经郁热伤阴致头痛：透泄郁热，滋阴潜阳

黄某，女，32岁。

[初诊] 1984年12月17日。脉象弦细小滑，按之略数，经常头痛，右胁亦痛，化验肝功能正常。

治法：养血育阴，清其头目。

处方：桑叶10克，菊花10克，晚蚕沙10克，白蒺藜10克，苦丁茶10克，墨旱莲10克，女贞子10克，茺蔚子10克，生牡蛎（先煎）20克。6剂，每日1剂，水煎，早、晚分2次，空腹服用。

[二诊] 1984年12月24日。头及右胁疼痛，大便干燥，两寸脉细数，阴虚血热，络脉失养，拟滋阴养血，以缓疼痛。墨旱莲10克，女贞子10克，白芍20克，木瓜10克，大腹皮10克，香附10克，郁金6克，生牡蛎（先煎）20克，川楝子10克。6剂，每日1剂，水煎，早、晚分2次，空腹服用。

【诊疗思路】该患者头痛及右胁作痛，脉象弦细滑数，显然为肝经郁热伤阴所致，故以桑叶、菊花、晚蚕沙、白蒺藜、苦丁茶等，透泄肝经郁热；以墨

旱莲、女贞子、生牡蛎等,育阴潜阳。使热退阴复,络脉得养,则头痛胁痛自除。

阴虚肝旺、浊瘀阻络致头痛:养阴清肝,升清降浊,活血通络

胡某,女,46岁,1980年9月10日诊。头晕头痛时作,多年不愈,心烦急躁,大便不畅,面红目赤,舌红唇紫,苔白,脉弦细。

治法:养阴清肝,升清降浊,活血通络。以丸药缓治。

处方:白蒺藜30克,墨旱莲60克,女贞子60克,茺蔚子60克,晚蚕沙30克,菊花30克,赤芍50克,白芍50克,皂角子20克,钩藤30克,生地黄60克,焦三仙各30克,川芎30克。共研细末,炼蜜为丸,每丸重6克,每日早、晚各服1丸。

【诊疗思路】本案患者头晕头痛多年不愈,伴心烦急躁,大便不畅,面红目赤,舌红唇紫而苔白,脉象弦细,显然为阴虚肝旺、浊阴不降、血络瘀滞所致,故赵老用白蒺藜、墨旱莲、女贞子、茺蔚子、晚蚕沙、菊花、赤芍、白芍、皂角子、钩藤、生地黄、川芎等,以养阴清肝,升清降浊,活血通络。因病程日久,难以速愈,尤其是阴血非短期可复,故作丸药以缓治之,以期日久收功。

三叉神经痛

三叉神经痛临床表现为三叉神经分布区的短暂而反复发作性剧痛,多发于40岁以上的成年人。其病因尚未十分明了,往往突发突止,轻触患侧口角、鼻翼、颊部等敏感区,即可诱其发作。发作时主要表现为面颊及舌部剧烈针刺样、刀割样疼痛,持续数秒或数分钟,严重者可因疼痛而引起面肌反射性抽搐,间歇期则恢复正常。病程呈周期性,发作期可持续数日、数周或数月不等。随着病程迁延,发作次数往往逐渐增多,发作时间也逐渐延长而间歇期缩短,甚则呈持续性发作,难以歇止。患者常因惧怕诱发而不敢洗脸、刷牙,甚至不敢进食,久则导致身体虚弱。本病属于中医"面痛""颌痛""颊痛""目

外眦痛""头痛""头风"等病证范畴，临床主要分风寒外袭、风热外袭、胃火上攻、肝胆火炽、阴虚阳亢、气血亏虚、气滞血瘀、风痰阻络等证型进行治疗。

阴虚肝旺、风邪上扰致三叉神经痛：先予疏风清热，继以养血育阴

王某，女，68岁。

[初诊] 1980年9月10日。脉象细弦，舌红苔黄，右侧三叉神经痛多年不愈。阴虚肝旺，风邪上扰。

治法：疏风清热，通络止痛。

处方：薄荷（后下）3克，白芷3克，黄芩10克，川芎10克，片姜黄6克，僵蚕10克。3剂，每日1剂，水煎，早、晚分2次，空腹服用。

[二诊] 1980年9月24日。1974年至今患三叉神经痛不愈，现舌红苔黄，脉象弦细，仍宜养血育阴，疏风缓痛。晚蚕沙10克，墨旱莲10克，女贞子10克，细辛3克，柴胡6克，白芷3克，黄芩10克，生地黄12克，天花粉12克，白芍12克，牛膝3克。3剂，每日1剂，水煎，早、晚分2次，空腹服用。

[三诊] 1981年1月21日。右侧三叉神经痛时发时止，舌红，苔白腻。血虚肝热，风热上扰，用养血育阴、疏风止痛方法。晚蚕沙10克，墨旱莲10克，女贞子10克，细辛3克，柴胡6克，白芷3克，黄芩10克，生地黄12克，天花粉12克。3剂，每日1剂，水煎，早、晚分2次，空腹服用。

[四诊] 1981年3月11日。春日阳气上升，三叉神经痛旧疾复发，左关脉弦滑有力，舌红少苔。春阳升力过高，拟用滋阴养血潜阳方法，以缓疼痛。生牡蛎（先煎）20克，瓦楞子（先煎）20克，紫贝齿（先煎）20克，墨旱莲10克，女贞子10克，生地黄10克，白芍15克，胡黄连6克。6剂，每日1剂，水煎，早、晚分2次，空腹服用。

【诊疗思路】本案患者三叉神经痛日久，初诊见脉象细弦，舌红苔黄，虽有阴虚之象，但毕竟以肝热而风痰阻络为主，故先用薄荷、白芷、黄芩、川芎、片姜黄、僵蚕等，疏风清热，化痰通络止痛。四诊见脉弦滑有力，舌红少苔，阴虚阳亢明显，故用生牡蛎、瓦楞子、紫贝齿、墨旱莲、女贞子、生地黄、白芍、胡黄连等，以滋阴养血潜阳。

坐骨神经痛

　　坐骨神经痛是以坐骨神经分布区域（大腿后部、小腿后外侧和足部）疼痛为主的综合征，大多数为单侧发病，疼痛一般为持续性，亦可为发作性，疼痛剧烈者可呈特有的姿势，即腰部屈曲、屈膝、脚尖着地。病变位于神经根时，因咳嗽、用力等使椎管内压力增加时则疼痛加重。中医学认为本病属于"痹证""痛风""腰腿疼"范畴，临床主要分风寒湿痹、气滞血瘀、肝肾不足等证型进行治疗。风寒湿痹型主要因触冒风寒湿邪而发，遇天气寒冷则加重，得暖则缓解，多见于坐骨神经的炎性病变；治宜疏风散寒，祛湿通络。气滞血瘀型多由坐骨神经受压迫所致，临床主要表现为疼痛经久难已，痛点固定，压之更痛，伴有下肢麻木，屈伸不利等症；治宜活血化瘀，舒筋通络。肝肾不足型多见于老年及体弱者，乃因病程日久，肝肾气血不足而经络失养所致，临床主要表现为形体消瘦，腰膝酸软，气短乏力，患肢麻木疼痛，屈伸不利，劳累或遇冷则加重；治宜补益肝肾，兼以通络。

肝肾不足、经络瘀阻致坐骨神经痛：填补下元，活血通络

　　郭某，女，50岁。

　　[初诊] 1981年2月18日。左侧腰腿痛近十年，身体乏力，左腿麻木拘急，行动不便，劳累后加剧，腰椎拍片未见异常，西医诊为坐骨神经痛。脉沉细无力，舌淡，苔白而润。交节病发，多属虚证。下元不足，筋脉失养，经络不畅。

　　治法：填补下元，活血通络。

　　处方：独活3克，桑寄生12克，熟地黄10克，丝瓜络10克，炒地龙10克，当归10克，赤芍10克，伸筋草10克，木瓜10克，乳香3克，茜草10克。6剂，每日1剂，水煎，早、晚分2次，空腹服用。

　　[二诊] 1981年2月25日。脉象细弦，按之濡软，舌苔白腻滑润。腰痛已久，下元不足，交节病发，多属虚证，用填补下元之法治疗。熟地黄10克，

补骨脂 10 克，楮实子 10 克，芡实（炒）10 克，地龙 10 克，当归尾 6 克，茜草 10 克，赤芍 10 克，丝瓜络 10 克，海风藤 10 克。10 剂，每日 1 剂，水煎，早、晚分 2 次，空腹服用。

[三诊] 1981 年 3 月 11 日。腰痛十年，下元不足，仍宜填补下元。熟地黄 10 克，补骨脂 10 克，芡实 10 克，焦白术 10 克，生薏苡仁 10 克，党参 10 克，黄芪 10 克，丝瓜络 10 克，桑枝 20 克。6 剂，每日 1 剂，水煎，早、晚分 2 次，空腹服用。

[四诊] 1981 年 4 月 8 日。腰腿痛久治不愈，用疏风活络方法治之。桑寄生 10 克，土鳖虫 10 克，防风 6 克，丝瓜络 10 克，桑枝 20 克，天仙藤 10 克，络石藤 10 克，海风藤 10 克，穿山龙 15 克。6 剂，每日 1 剂，水煎，早、晚分 2 次，空腹服用。

[五诊] 1981 年 4 月 22 日。腰腿痛时轻时重，拟疏风活络，兼补下元。独活 10 克，桑寄生 10 克，土鳖虫 3 克，丝瓜络 10 克，桑枝 20 克，海风藤 10 克，楮实子 10 克，芡实 10 克，川续断 10 克，赤芍 10 克。10 剂，每日 1 剂，水煎，早、晚分 2 次，空腹服用。

【诊疗思路】本案坐骨神经痛患者病程日久，伴有身体乏力，劳累后腰腿痛加剧，交节病发等虚证特点，且脉沉细无力，舌淡，苔白而润，显然为肝肾不足、筋脉失养、经络不畅所致，故用独活、桑寄生、熟地黄、丝瓜络、炒地龙、当归、赤芍、伸筋草、木瓜、乳香、茜草等，以填补下元为主，兼以活血通络，使精血得充，筋脉得养，经络通畅，则诸症易除。

风湿性关节炎

风湿性关节炎是一种常见的结缔组织炎症，临床以关节和肌肉游走性酸楚、肿胀、疼痛为特征，受累关节多为膝、踝、肩、肘、腕等大关节，病变常由一个关节转移至另一个关节，部分病人也可几个关节同时发病。本病属于中医学的"痹证"范畴。中医学认为其发生与正气虚弱，复感风、寒、湿、热等外邪，致使经络痹阻不通有关。临床上常根据某种邪气之偏重及临床表现的不同，分行痹、痛痹、着痹、热痹、虚痹等类型进行治疗。行痹为风邪偏盛型；临床主要表现为关节疼痛，游走不定，多见于腕、肘、踝、膝等大关节，或伴有恶风发热等症，舌苔薄白，脉浮等；治以疏风通络为主，佐以散寒祛湿。痛痹为寒邪偏盛型；临床主要表现为关节疼痛较剧，痛有定处，得热减轻，遇寒加剧，苔白，脉弦紧等；治以散寒止痛为主，佐以疏风胜湿。着痹为湿邪偏盛型；临床主要表现为肢体麻木沉重，关节肿胀酸痛，遇阴雨天加重，舌苔白腻，脉象濡缓等；治以祛湿通络为主，佐以疏风散寒。热痹为湿热偏盛型；临床主要表现为起病急骤，关节红肿热痛，甚则痛不可触，活动受限，多伴有发热汗出，心烦口渴，舌红，苔黄，脉滑数等；治以清化湿热为主。虚痹为气血不足型，多因病程日久，反复发作所致；临床主要表现为关节疼痛，时轻时重，面色萎黄或苍白，心悸气短，体倦乏力，舌淡，苔白，脉细弱等；治以补益气血为主，佐以通络止痛。

风湿阻络致着痹：疏风化湿活络

李某，女，30岁，1983年9月19日诊。患风湿性关节炎而肘膝等关节肿胀疼痛，肢体酸楚沉重，两脉沉软，舌淡红，苔白腻。湿郁络脉。

治法：疏风化湿活络。

处方：大豆卷10克，秦艽6克，海风藤10克，络石藤10克，防风6克，防己10克，白芍10克，桑枝10克，片姜黄6克。6剂，每日1剂，水煎，早、晚分2次，空腹服用。

【诊疗思路】本案风湿性关节炎患者症见肘膝等关节肿胀疼痛，肢体酸楚沉重，两脉沉软，舌淡红而苔白腻等，显然湿邪偏重，当属着痹。故赵老以大豆卷、秦艽、防己、防风等药，疏风胜湿、淡渗利湿，以祛湿为主；配海风藤、络石藤、桑枝、片姜黄、白芍等药，舒筋活络，缓急止痛，共奏其功。

痰浊阻络致着痹：宣郁化痰通络

刘某，女，61岁。

[初诊] 1984年9月24日。风湿性关节炎，周身多处关节肿痛，遇风寒加重，脉弦滑，舌淡红，苔白厚腻。

治法：宣郁化痰通络。

处方：紫苏子10克，莱菔子10克，白芥子6克，麻黄（先煎）1克，防风6克，桑枝10克，赤芍10克，焦三仙各10克。6剂，每日1剂，水煎，早、晚分2次，空腹服用。

[二诊]1984年11月5日。近来遍体关节作痛，脉象弦滑有力，舌红苔白且干，热郁于内，络脉不通，用理气化瘀通络方法治之。柴胡6克，白芍10克，枳实6克，炙甘草6克，蝉蜕6克，僵蚕10克，片姜黄6克，桑枝10克，杏仁10克。6剂，每日1剂，水煎，早、晚分2次，空腹服用。

【诊疗思路】本案风湿性关节炎患者初诊关节肿痛，脉弦滑，苔白厚腻，显然是痰浊郁闭经络较甚，当属着痹之证，故用三子养亲汤为主，涤痰以通络；配以麻黄、防风，疏风胜湿；桑枝、赤芍等，舒筋活络，缓急止痛而收功。二诊关节作痛，脉象弦滑有力，舌红苔白且干，显然内有郁热而经络不通，故用柴胡、枳实、蝉蜕、僵蚕、片姜黄、杏仁等，疏调气机，透热外出以通络；配白芍、炙甘草、桑枝等，舒筋缓急以止痛。

湿阻热郁致痹兼积滞不化：清化湿浊，活络缓痛，兼以导滞

孟某，男，57岁，1981年3月18日诊。患冠心病、高血压及风湿性关节炎，两脉濡滑且数，舌淡红而胖，苔白腻根厚，胸闷，头目不清，食后腹胀，下肢麻木酸胀，膝、踝关节肿痛，小溲黄赤，大便黏腻。湿阻热郁，积滞不化。

治法：清化湿浊，活络缓痛，兼以导滞。饮食当慎。

处方：旋覆花（包）10克，半夏曲10克，片姜黄6克，杏仁10克，紫苏子10克，莱菔子10克，冬瓜子20克，丝瓜络10克，木瓜10克，桑枝20克，焦三仙各10克。6剂，每日1剂，水煎，早、晚分2次，空腹服用。

【诊疗思路】本案患者一体多病，既有冠心病、高血压，又有风湿性关节炎，且证情复杂，症见胸闷，头目不清，食后腹胀，下肢麻木酸胀，膝、踝关节肿痛，小溲黄赤，大便黏腻，脉濡滑而数，舌淡红而胖，苔白腻根厚等。细辨其证，既有三焦气滞，脏腑气机不畅，又有湿阻热郁而肢体经络不通，还有饮食不慎所致胃肠食积不化。故治疗既要宣畅三焦气机以调脏腑功能；又要祛

风湿，透郁热，舒筋活络，以解肢体关节之痛楚；还须消导积滞，节制饮食，以复脾胃运化之力。方中用旋覆花、杏仁、紫苏子、莱菔子、冬瓜子等，宣畅三焦气机，祛湿化痰以通络；片姜黄、丝瓜络、木瓜、桑枝等，祛风湿，舒筋活络以止痛；焦三仙消食导滞以助脾胃运化。诸药合用，使脏腑经络气血畅通，痰湿郁热积滞祛除，则诸症易解。

肝肾不足、湿郁络脉致虚痹：补益肝肾，疏风化湿通络

王某，女，40岁，1985年1月7日诊。风湿性关节炎，两脉沉软，舌淡，苔白腻，全身关节肿痛反复发作，5年未愈，腰背酸痛，带下较多。肝肾不足，湿郁络脉。

治法：补益肝肾，疏风化湿通络。

处方：羌活6克，独活6克，防风6克，桑寄生10克，秦艽6克，川芎6克，当归10克，荆芥炭10克，茯苓10克，桑枝10克。6剂，每日1剂，水煎，早、晚分2次，空腹服用。

【诊疗思路】该患者风湿性关节炎反复发作，5年未愈，且腰背酸痛，带下较多，两脉沉软，舌色较淡，显然痹证而兼肝肾不足，当属本虚标实之虚痹，故赵老以桑寄生、当归、川芎、茯苓等，补益肝肾气血，壮筋骨以治其本；配羌活、独活、防风、秦艽、荆芥炭、桑枝等，祛风胜湿，舒筋活络以治其标。如此扶正祛邪，标本兼顾，假以时日，或可根治。若不治本，一味治标，恐怕只能得效于一时，却永无痊愈之日。

湿阻热郁致痹：清化湿浊，兼泄肝热

李某，女，32岁，1983年9月19日诊。风湿性关节炎，四肢关节酸楚作痛，面浮，舌淡红而胖，边有齿痕，苔白腻，月经色深有块，脉沉弦而数。

治法：清化湿浊，兼泄肝热。

处方：大豆卷10克，秦艽6克，柴胡6克，黄芩6克，防风6克，防己10克，桑枝10克，竹茹6克，青黛粉（分冲）2克。6剂，每日1剂，水煎，早、晚分2次，空腹服用。

【诊疗思路】从本案风湿性关节炎患者的脉舌症来看，当为湿阻热郁之证。

湿邪偏重，郁阻肢体经络，故四肢关节酸楚作痛；肝经气滞热郁，经血瘀阻，故月经色深有块；面浮，舌淡红而胖，边有齿痕，苔白腻，为湿浊内盛之征；脉沉弦而数，为肝经郁热之候。故赵老用清化湿浊、兼泄肝热之法治之。方中以大豆卷、秦艽、防风、防己、桑枝等，疏风胜湿，舒筋活络；柴胡、黄芩、竹茹、青黛粉等，疏泄肝经郁热。湿去热透，气血通调，筋络舒畅，则诸症易除。

痰热瘀阻三焦、经络不通致痹：清化湿浊，宣畅三焦，佐以通络

庄某，女，52岁，1981年1月7日诊。两脉弦滑且数，舌淡红，苔薄腻，头晕浮肿，双下肢麻木，膝肿且痛，大便不畅，小便短少。痰湿蕴热，郁阻三焦，经络不通。

治法：清化湿浊，宣畅三焦，佐以通络。

处方：晚蚕沙10克，皂角子6克，冬瓜子20克，木瓜10克，丝瓜络10克，鸡血藤10克，焦三仙各10克，大腹皮10克，防风6克，防己6克，川楝子10克。6剂，每日1剂，水煎，早、晚分2次，空腹服用。

【诊疗思路】中医学认为，三焦为元气升降和水液运行之道路，也称水火之道路。该风湿性关节炎患者症见头晕浮肿，大便不畅，小便短少，脉象弦滑而数，舌淡红而苔薄腻，显然为痰湿蕴热郁阻三焦而清气不升、浊气不降、水液不行所致。下肢麻木，膝肿而痛，则为痰湿蕴热阻闭下肢经络所致。痰热阻闭三焦气机与经络，故治疗以晚蚕沙、皂角子、冬瓜子、大腹皮、川楝子、焦三仙等，清化痰热，宣畅三焦气机为主；佐以木瓜、丝瓜络、鸡血藤、防风、防己等，疏风胜湿，舒筋通络。诸药合力，使痰热祛除，三焦气机升降复常，二便及经络通畅，则诸症自解。

热郁湿阻、经络不通致痹：清化湿热，舒筋活络缓痛

马某，女，57岁，1985年3月4日诊。去年12月份开始下肢肌肉关节作痛，活动不利，化验血沉加快，诊为风湿性关节炎，右脉寸关濡滑且数，左脉弦滑且数，舌苔黄根厚，质红且干，胃纳不佳。热郁于内，痰湿阻络。

治法：清化湿热以畅气机，舒筋活络兼缓疼痛。

处方：大豆卷10克，防风6克，防己10克，木瓜10克，晚蚕沙10克，莱菔子6克，白芥子5克，冬瓜子10克，滑石10克，赤芍6克，白芍6克，焦三仙各10克。6剂，每日1剂，水煎，早、晚分2次，空腹服用。

【诊疗思路】本案风湿性关节炎患者症见下肢肌肉关节作痛，脉象濡滑、弦滑且数，舌红且干，苔黄而根厚，胃纳不佳，显然为热郁湿阻而气机不畅、经络不通所致，故赵老以大豆卷、防风、防己、晚蚕沙、莱菔子、白芥子、冬瓜子、焦三仙、滑石等，疏风化痰，清利湿热，宣畅气机以治其本；以木瓜、赤芍、白芍等，舒筋活络，缓急止痛以治其标。如此治病求本，主次分明，标本兼治，可谓辨证论治之楷模。

瘀热伤阴、络脉失和致痹：凉血育阴，疏风活络

王某，女，17岁。

[初诊]1984年12月10日。脉象弦细且滑，按之疾数，心烦急躁，夜寐梦多，舌红，苔白腻根厚，下肢关节及皮下结节红肿作痛。全属血分瘀热，络脉失和。

治法：凉血育阴，疏风活络。

处方：炒栀子6克，牡丹皮10克，柴胡6克，防风6克，赤芍10克，白头翁10克，焦三仙各10克，生地榆10克，炒槐米10克，桑枝10克。6剂，每日1剂，水煎，早、晚分2次，空腹服用。

[二诊]1984年12月17日。关节及皮下结节红肿疼痛减轻，脉仍弦细而数，舌淡红，苔白腻根厚，用疏调气机、软坚散结方法治疗。旋覆花（包）10克，片姜黄6克，蝉蜕6克，僵蚕6克，焦三仙各10克，桑枝10克，生牡蛎（先煎）20克，夏枯草10克，益母草10克，香附10克。6剂，每日1剂，水煎，早、晚分2次，空腹服用。

【诊疗思路】本案风湿性关节炎患者初诊见下肢关节及皮下结节红肿作痛，脉象弦细且滑，按之疾数，心烦急躁，夜寐梦多，舌红而苔白腻根厚，说明湿阻气机而血分瘀热较甚。故治疗以柴胡、防风等，疏畅气机，透泄湿热；以栀子、牡丹皮、赤芍、白头翁、生地榆、炒槐米等大队清热凉血之药，凉血育阴，活血通络；以桑枝疏风活络，通利关节；以焦三仙健脾消滞。二诊见关

节及皮下结节红肿疼痛减轻，脉弦细而数，舌淡红而苔白腻根厚，说明血分瘀热减轻，证候以气滞痰结为主，故治疗则减去清热凉血之药，而用升降散去大黄，加旋覆花、焦三仙、生牡蛎、夏枯草、益母草、香附、桑枝等，以理气化痰，软坚散结，舒筋活络止痛。

类风湿关节炎

类风湿关节炎，以慢性、对称性、多滑膜关节炎和关节外病变为主要特点，尤其多发于手、腕、足等小关节。中医称本病为"痹证"，认为其由正气不足，风、寒、湿、热等外邪侵袭机体，或痰浊内阻，造成气血瘀滞、经络痹阻不通所致。临床主要分风寒湿阻、风湿热郁、痰瘀互结、肾虚寒凝、肝肾阴虚、气血亏虚等证型进行治疗。风寒湿阻型临床主要表现为关节肿胀疼痛，晨僵，遇风寒则疼痛加重，舌苔薄白，脉紧等；治宜疏风胜湿，散寒止痛，并根据风、寒、湿邪的多少，决定疏风、散寒、祛湿力量之轻重。风湿热郁型临床主要表现为关节红肿热痛，或兼有恶风发热，心烦口渴，大便干燥，小便黄赤，舌红，苔黄，脉滑数等；治宜疏风清热，化湿通络。痰瘀互结型临床主要表现为关节肿胀日久难愈，僵硬变形，屈伸受限，疼痛固定，昼轻夜重，舌质紫暗，苔白腻或黄腻，脉细滑或细涩等；治宜理气化痰，活血通络。肾虚寒凝型临床主要表现为关节肿痛，活动受限，畏寒肢冷，腰膝酸软，体倦乏力，舌淡胖，苔白滑，脉沉细等；治宜温补肾阳，散寒止痛。肝肾阴虚型临床主要表现为病程日久，关节肿胀畸形，活动受限，肌肉萎缩，腰膝酸软，或伴头晕耳鸣，失眠盗汗，舌红少苔，脉细数等；治以滋补肝肾、强筋壮骨为主，兼以活络止痛。气血亏虚型临床主要表现为关节肿痛，肢体麻木，气短乏力，行动艰难，心悸，舌淡苔白，脉细弱等；治以补益气血为主，佐以通络止痛。

类风湿关节炎之风湿热郁证：芳香宣化，清化湿热

翟某，女，50岁。

[初诊] 1984年9月24日。患类风湿关节炎3年多，周身关节肿痛，手足

关节变形，两脉濡滑且数，舌苔白腻而滑。湿郁且热。

治法：芳香宣化，清化湿热。

处方：佩兰（后下）10克，藿香（后下）10克，大豆卷10克，炒栀子6克，半夏10克，陈皮6克，黄连粉（分冲）2克，桑枝10克，焦三仙各10克。10剂，每日1剂，水煎，早、晚分2次，空腹服用。

[二诊] 1984年10月8日。关节肿痛稍减，两脉濡滑且数，按之不稳，舌苔白腻而润，再以芳香宣化方法治之。泽兰叶10克，白蒺藜10克，晚蚕沙10克，菊花10克，桑枝10克，赤芍10克，紫苏子10克，莱菔子10克，茯苓皮10克，远志10克。6剂，每日1剂，水煎，早、晚分2次，空腹服用。

[三诊] 1984年10月22日。风湿痹痛，仍以疏风活络为治。秦艽6克，羌活3克，独活3克，桑枝10克，海风藤10克，络石藤10克，防风6克，细辛3克，当归尾10克，赤芍10克，炙甘草6克。6剂，每日1剂，水煎，早、晚分2次，空腹服用。

[四诊] 1984年10月29日。两脉濡滑且数，按之滑动，一身关节酸楚疼痛，舌苔白腻中裂，痰湿阻于络脉，胆热上扰，拟清化痰浊，兼泄胆热。紫苏子10克，莱菔子6克，冬瓜子20克，白芥子5克，蝉蜕6克，僵蚕6克，竹茹6克，半夏10克，陈皮6克，焦麦芽10克，黛蛤散（包）10克。6剂，每日1剂，水煎，早、晚分2次，空腹服用。

[五诊] 1984年11月5日。脉濡滑且数，周身关节疼痛，痰湿阻络，气机不畅，用宣郁化痰方法治之。紫苏子10克，莱菔子10克，白芥子6克，冬瓜子10克，皂角子5克，旋覆花（包）10克，片姜黄6克。6剂，每日1剂，水煎，早、晚分2次，空腹服用。

[六诊] 1984年11月12日。关节肿痛减轻，再以三子养亲汤方法治之。紫苏子10克，莱菔子10克，白芥子6克，冬瓜子10克，皂角子5克，桑枝10克，赤芍10克，焦三仙各10克。6剂，每日1剂，水煎，早、晚分2次，空腹服用。

[七诊] 1984年11月26日。脉象濡滑，痰湿中阻，再以活络化痰治之，用三子养亲汤。紫苏子10克，莱菔子10克，白芥子6克，冬瓜子20克，皂角子5克，桑枝10克，焦三仙各10克，海风藤10克，片姜黄6克。6剂，每

日1剂，水煎，早、晚分2次，空腹服用。

[八诊]1984年12月3日。关节肿痛大减，然左脉弦滑，沉取濡滑且数，右脉濡滑，全是痰湿阻于关节，再以三子养亲汤治之。紫苏子10克，莱菔子10克，白芥子6克，冬瓜子10克，皂角子5克，桑枝10克，天仙藤10克，络石藤10克，茜草10克。6剂，每日1剂，水煎，早、晚分2次，空腹服用。

[九诊]1984年12月10日。关节肿痛减轻，痰湿阻络，仍用化痰通络方法治疗。紫苏子10克，莱菔子10克，白芥子6克，冬瓜子10克，皂角子3克，桑枝10克，焦三仙各10克，木瓜10克。6剂，每日1剂，水煎，早、晚分2次，空腹服用。

[十诊]1984年12月17日。关节肿痛3年有余，药后肿痛减轻，两脉濡滑，按之弦数，舌苔白滑，痰湿阻络，拟宣畅气机，化痰通络。紫苏子10克，莱菔子6克，白芥子6克，冬瓜子10克，皂角子6克，桑枝10克，半夏10克，片姜黄6克，海风藤10克，络石藤10克。6剂，每日1剂，水煎，早、晚分2次，空腹服用。

[十一诊]1984年12月24日。关节疼痛渐减，仍用活血化瘀、通络缓痛方法治疗。紫苏子10克，莱菔子10克，白芥子6克，冬瓜子20克，皂角子5克，桑枝10克，赤芍10克，焦三仙各10克，海风藤10克。6剂，每日1剂，水煎，早、晚分2次，空腹服用。

[十二诊]1985年1月21日。近日感冒，脉象滑数，舌苔白腻，周身酸楚，风湿渐减，感冒未清，拟清化湿浊，疏风泄热。淡豆豉10克，秦艽6克，半夏10克，紫苏子10克，莱菔子10克，桑枝10克，焦三仙各10克，白茅根10克，芦根10克。6剂，每日1剂，水煎，早、晚分2次，空腹服用。

【诊疗思路】本案患者患类风湿关节炎3年多，初诊见周身关节肿痛，手足关节变形，两脉濡滑且数，舌苔白腻而滑等，显然为风湿热郁之证，故赵老用芳香宣化、清化湿热方法治之。方中佩兰、藿香，辛温芳香，宣通上焦，开达腠理，透泄湿热外出；半夏、陈皮等，性味辛苦而温，善走中焦，理气运脾，燥湿化痰；栀子、黄连，苦寒清热以燥湿。大豆卷又称大豆黄卷，为大豆的种子发芽后晒干而成，性味甘淡而平，善于通达宣利，既可透湿热于外，又可渗湿热于下，故临床用之，既可治湿热遏表之证，又可疗湿热内蕴之候，还善治经络湿热之病。诸药配合，使风湿热邪祛除，气血经络通畅，关节肿痛等症自易消除。

类风湿关节炎关节肿痛变形者，一般医生多认为是气滞血瘀所致，用活血化瘀方法治疗，但往往效果不佳。赵老认为，其证虽有气滞血瘀，但多由痰浊内盛、郁阻血脉经络引起，故常以化痰名方三子养亲汤加冬瓜子、皂角子，合为五子，辛温走窜，理气化湿，搜风涤痰以通畅气血，活络止痛，往往收到非常良好的效果。

类风湿关节炎之血热阴伤、痰瘀阻络证：疏风化痰，凉血通络

张某，女，40岁。

［初诊］1981年3月11日。患类风湿关节炎15年之久，脉细弦，舌瘦糙老，尖部起刺，边有瘀斑，苔白厚，关节肿痛变形。

治法：疏风化痰，凉血通络。

处方：荆芥炭10克，防风6克，皂角子6克，紫苏子10克，莱菔子10克，冬瓜子20克，赤芍10克，丝瓜络10克，茜草10克，白头翁10克。6剂，每日1剂，水煎，早、晚分2次，空腹服用。

［二诊］1981年3月18日。关节肿痛减轻，前方冬瓜子用量加至30克，继服20剂。服法如前。

［三诊］1981年4月8日。关节肿痛大减，药后大便略溏，仍以前方加减治之。紫苏子10克，莱菔子10克，冬瓜子30克，赤芍10克，皂角子6克，茜草10克，白头翁10克，桑枝20克。6剂，每日1剂，水煎，早、晚分2次，空腹服用。

【诊疗思路】本案患者类风湿关节炎15年之久，关节肿痛变形，脉细弦，舌瘦糙老而尖部起刺，边有瘀斑，苔白厚，显然为血热阴伤、痰瘀阻络之证，故赵老用荆芥炭、防风、皂角子、紫苏子、莱菔子、冬瓜子、赤芍、丝瓜络、茜草、白头翁等，疏风化痰，凉血活血通络而获佳效。

类风湿关节炎之痰热阻络证：清化痰热，活络止痛

王某，男，60岁，1981年3月11日诊。患类风湿关节炎多年，双手关节

肿痛，脉象弦滑，按之细数，舌红，苔黄腻。

治法：清化痰热，活络止痛。

处方：紫苏子10克，莱菔子10克，冬瓜子6克，白芥子3克，防风6克，赤芍10克，片姜黄10克，茜草10克，焦山楂10克，伸筋草10克。6剂，每日1剂，水煎，早、晚分2次，空腹服用。

另：川草乌、生甘草、皂角刺各12克，煎汤热敷双手。

【诊疗思路】从本案类风湿关节炎患者双手关节肿痛、脉象弦滑细数、舌红而苔黄腻等症来看，显然以痰热阻络为主，故赵老用紫苏子、莱菔子、冬瓜子、白芥子、防风、赤芍、片姜黄、茜草、伸筋草等，以清化痰热，活络止痛。

类风湿关节炎之痰浊内盛、复感风寒、阻闭经络证：疏散风寒，化痰通络

焦某，女，40岁，1981年1月7日诊。患类风湿关节炎多年，手及腕部小关节肿痛变形，近感风寒，恶寒身痛，关节疼痛加重，脉象濡细，按之弦滑，舌胖苔腻。

治法：疏散风寒，化痰通络。

处方：麻黄（先煎）3克，皂角子6克，紫苏子10克，莱菔子10克，冬瓜子20克，白芥子6克，片姜黄6克，杏仁10克，桑枝20克。6剂，每日1剂，水煎，早、晚分2次，空腹服用。

【诊疗思路】本案类风湿关节炎患者素体痰浊内盛，阻闭经络，故手及腕部小关节肿痛变形，舌胖苔腻，近日复感受风寒，则恶寒身痛，关节疼痛加重，故赵老以麻黄、杏仁等，宣降肺气，发散风寒；用三子养亲汤加味，理气化痰，舒筋通络。风寒去，痰浊除，经络通畅，则诸症易解。

系统性红斑狼疮

系统性红斑狼疮是一种累及全身多系统或器官的自身免疫性疾病，年轻女性为高发人群。本病病因未明，可能与遗传、雌激素水平过高等因素有关。临

床表现以发热、疲乏无力、皮肤暴露部位水肿性红斑、关节疼痛、口腔溃疡等为基本特征。从中医学角度来看，本病当属"阴阳毒""马缨丹""红蝴蝶疮""痹证""虚劳"等病范畴，临床证型复杂，主要可分热毒炽盛、肝肾阴虚、脾肾阳虚、气阴两虚、气血两亏、气滞血瘀等证型进行治疗。热毒炽盛型临床主要表现为起病急骤，身热壮盛，面部斑疹红赤，关节肌肉疼痛，烦躁口渴，大便秘结，小便短赤，甚则神昏谵语，手足抽搐，舌红或绛，苔黄，脉数等；治以清热解毒、凉血化斑为主。肝肾阴虚型临床主要表现为低热持久，头晕目眩，耳鸣耳聋，脱发脱落，口燥咽干，面部红斑，五心烦热，腰膝酸痛，舌红少苔，脉细数等；治以滋补肝肾为主。脾肾阳虚型临床主要表现为畏寒肢冷，下肢或周身浮肿，腰膝酸痛，纳呆腹胀，神疲乏力，心悸气短，舌淡胖，脉沉弱等；治以温补脾肾为主。气阴两虚型临床主要表现为身体乏力，精神萎靡，心悸气短，时有低热，面部红斑，口干咽燥，大便燥结，舌红，脉细数无力等；治以补益气阴为主。气血两亏型临床主要表现为心悸气短，失眠多梦，头晕乏力，面色萎黄或苍白，肢体麻木，舌淡苔白，脉细弱等；治以补益气血为主。气滞血瘀型临床主要表现为面部或手足斑色发暗，胁肋疼痛，胸腹胀满，关节肿痛，月经错后，色紫有块，舌质瘀暗或有瘀斑，脉细弦或细涩等；治以理气活血为主。

红斑狼疮之邪热内盛、阻滞气机证：清热凉血，疏调气机

路某，女，22岁。

[初诊] 1981年10月13日。患系统性红斑狼疮而全身关节作痛，时有发热，舌瘦尖红，苔白，脉象沉滑，每日服用激素类西药一片。

治法：疏调气机。

处方：蝉蜕6克，僵蚕6克，片姜黄6克，大腹皮6克，木香6克。6剂，每日1剂，水煎，早、晚分2次，空腹服用。

[二诊] 1983年12月12日。系统性红斑狼疮，关节肿痛，胸胁胀满，时有高热，服用激素类西药已两年半，每日一片，舌瘦而尖部红绛，苔黄，脉象沉滑而数，用清热凉血、疏调气机方法治之。平时应加强体育锻炼。柴胡6克，黄芩10克，川楝子10克，白芍10克，炒栀子6克，白头翁6克。6剂，每日

1剂，水煎，早、晚分2次，空腹服用。

【诊疗思路】本案红斑狼疮患者初诊见关节作痛，时有发热，舌红苔白，脉象沉滑，显然证候以气滞为主，故治疗以升降散加减，疏调气机而透泄郁热。二诊见关节肿痛，胸胁胀满，时有高热，舌红绛而苔黄，脉象沉滑而数，显然证候演变为邪热内盛而阻滞气机，故改用柴胡、黄芩、川楝子、白芍、炒栀子、白头翁等，以清热凉血而疏调气机。大量临床实践表明，治疗系统性红斑狼疮用西药激素类药物虽然见效迅速，但易形成依赖性，且往往产生很多不良反应；配合中医药辨证论治，对于提高疗效（尤其是远期疗效）、减撤激素和减轻激素不良反应具有非常显著的效果。

干燥综合征

干燥综合征，是主要累及外分泌腺体的慢性炎症性自身免疫病。临床表现除有唾液腺和泪腺受损而出现口舌干燥、目涩泪少等症外，尚有其他外分泌腺及其他器官受累而出现多系统损害的症状，如气短、乏力、鼻干、咽干、干咳、皮肤干燥、女性阴道干涩、低热、皮肤紫癜、关节疼痛、消化不良、手足麻木、蛋白尿、白细胞减少、血小板减少、出血等。本病属于中医学"燥证"范畴，各种原因导致体内阴液不足或津液不布，都可发生本病。临床主要分阴液亏损、气阴两虚、阴阳两虚、气滞血瘀等证型进行治疗。阴液亏损型临床主要表现为口鼻咽喉干燥，皮肤干燥，目涩泪少，大便干燥，舌红少苔而干燥，脉细数等；治宜滋阴润燥。气阴两虚型临床主要表现为口鼻咽喉干燥，皮肤干燥，气短乏力，舌淡干燥，少苔，脉细无力等；治宜益气养阴。阴阳两虚型临床除见口眼干燥等症外，还见畏寒肢冷、夜尿频多、气短乏力、舌淡少津、脉沉细无力等；治宜阴阳双补。气滞血瘀型临床主要表现为胸胁胀满不舒，口干漱水而不欲咽，目涩少泪，皮肤干燥脱屑，肌肉关节疼痛，皮肤紫斑或皮下结节，舌质紫暗或有瘀点瘀斑，脉细涩等；治宜疏肝理气，活血化瘀。

阴液亏损、血分瘀热致干燥综合征：养阴清热，活血化瘀

董某，女，48岁。

[初诊]1981年3月18日。患干燥综合征多年，口眼干燥，两脉细滑且数，舌红，苔白糙老，小溲黄赤，面色暗浊，胸腹痞满。

治法：养阴清热，活血化瘀。

处方：熟地黄30克，山药10克，枸杞子15克，牡丹皮10克，楮实子15克，桑寄生20克，茜草10克。10剂，每日1剂，水煎，早、晚分2次，空腹服用。

[二诊]1981年4月8日。诸症同前，用凉血活络方法治之。赤芍10克，紫草6克，牡丹皮6克，柴胡6克，炒地榆6克，丝瓜络10克，桑枝20克，片姜黄6克。10剂，每日1剂，水煎，早、晚分2次，空腹服用。

[三诊]1981年5月20日。口眼干燥稍减，脉细数，舌红苔少，前方加减。葛根10克，升麻10克，柴胡6克，熟地黄20克，山药10克，赤芍10克，紫草10克，片姜黄6克，炒地榆10克，楮实子10克，茜草10克。6剂，每日1剂，水煎，早、晚分2次，空腹服用。

[四诊]1984年10月8日。患干燥综合征已久，两脉细小弦数，全属血虚阴伤，阴虚则阳亢，用泻南补北、活血通络方法治之。生地黄10克，沙参10克，麦冬10克，赤芍10克，丹参10克，白头翁10克，炒地龙10克，焦三仙各10克。10剂，每日1剂，水煎，早、晚分2次，空腹服用。

[五诊]1984年10月22日。口眼干燥，皮肤紫癜，脉细数，用滋阴凉血化斑方法治之。生地黄10克，玄参20克，牡丹皮10克，赤芍10克，麦冬10克，生地榆10克，炒槐米10克，茜草10克，知母10克，炙甘草6克。10剂，每日1剂，水煎，早、晚分2次，空腹服用。

[六诊]1984年12月17日。皮肤紫癜消退，口眼干燥，形体消瘦，舌红且干，苔白垢腻，两脉细数，胸脘堵闷，食少，拟养血育阴，调畅气机。墨旱莲10克，女贞子10克，生地黄10克，麦冬10克，北沙参10克，玉竹10克，赤芍10克，五味子10克，香附10克，郁金6克，焦三仙各10克。6剂，每日1剂，水煎，早、晚分2次，空腹服用。

［七诊］1985 年 1 月 7 日。胸脘堵闷及目干减轻，阴分不足，虚热上扰，津液衰少，仍口干舌燥，用甘寒育阴方法治之。生地黄 10 克，沙参 10 克，天冬 10 克，麦冬 10 克，天花粉 10 克，知母 10 克，茜草 10 克，赤芍 10 克，生牡蛎（先煎）30 克。6 剂，每日 1 剂，水煎，早、晚分 2 次，空腹服用。

［八诊］1985 年 1 月 21 日。近日感冒，咽痒咳嗽，脉象滑数，舌苔白而干燥，阴分不足，热郁于内，复感风邪，拟清化郁热，兼疏表邪。前胡 6 克，杏仁 10 克，桑叶 10 克，菊花 10 克，淡豆豉 10 克，炒栀子 6 克，白茅根 10 克，芦根 10 克，焦三仙各 10 克。6 剂，每日 1 剂，水煎，早、晚分 2 次，空腹服用。

【诊疗思路】本案干燥综合征患者初诊见口眼干燥，小溲黄赤，面色暗浊，胸腹痞满，脉象细滑且数，舌红，苔白糙老，显然既非单纯阴液虚损和气滞血瘀之证，也非气阴两虚和阴阳两虚之候，而是既有阴液亏损，又兼血分瘀热，故赵老治之，既用熟地黄、山药、枸杞子、楮实子、桑寄生等，养血滋阴以润燥；又用牡丹皮、茜草等，透泄郁热，活血化瘀。诸药合用，使体内阴液充足，气血经络通畅，水津四布，润泽周身，则诸症易除。

水肿

中医学认为，人体水液代谢与肺、脾、肾关系最为密切，外感内伤等各种原因使肺、脾、肾对水液的输布运化功能失调，都会导致水肿的发生。临床上将水肿主要分风湿相搏、水湿内渍、湿热内蕴、脾虚湿停、肾阳虚衰等证型进行治疗。

脾虚气弱、水湿内停致下肢水肿：益气补中，从本治疗

邹某，女，52 岁，1983 年 11 月 21 日诊。全身乏力怕冷，胸闷脘痞，下肢浮肿，静脉曲张，舌淡，苔白滑，脉象沉细而弱。中阳不足，湿浊不化。

治法：益气补中，从本治疗。

处方：淡附片（先煎）6 克，吴茱萸 6 克，干姜 6 克，熟地黄 10 克，生黄芪 10 克，党参 6 克，焦麦芽 10 克。6 剂，每日 1 剂，水煎，早、晚分 2 次，

空腹服用。

【诊疗思路】本案患者症状以下肢浮肿为主，兼见下肢静脉曲张，乏力怕冷，胸闷脘痞，舌淡而苔白滑，脉象沉细而弱等症，显然是脾之阳虚气弱、水湿内停所致。故赵老治之，并不是简单地用淡渗利水之药以治其标，而是用淡附片、吴茱萸、干姜、生黄芪、党参等，温补脾阳，健脾益气，以期恢复和增强脾的运化水湿功能，从根本上解决问题。

风湿相搏、气机不畅致面目浮肿：疏调气机，疏风利湿

陈某，男，35岁，1981年5月6日诊。面目浮肿，舌苔白腻，脉象濡滑。湿郁不化，气机不畅。

治法：疏调气机，兼以化湿。

处方：大豆卷10克，防风6克，防己10克，半夏10克，陈皮6克，竹茹10克，川楝子6克，大腹皮10克，冬瓜皮20克，赤茯苓10克。6剂，每日1剂，水煎，早、晚分2次，空腹服用。

【诊疗思路】水性下行，风性上浮，故脾肾虚弱而水湿内停者，水肿多从下肢开始，即使肿及全身，也是以下肢为重；而风水之病，浮肿则从头面开始。本案患者，仅仅面目浮肿，下肢不肿，且舌苔白腻，脉象濡滑，说明并非脾肾之虚，而是风湿相搏、气机不畅所致。故赵老治之，重点不是补益脾肾，而是用大豆卷、防风、防己、半夏、陈皮、竹茹、川楝子、大腹皮、冬瓜皮、赤茯苓等，宣畅三焦气机，疏风兼以利湿。

📖 身体乏力

身体乏力是指患者自觉肢体酸软、容易疲倦、缺乏耐力的一种非特异性症状，它常常是很多疾病的预警信号。因此，当身体乏力时，一定要加以重视，及时就诊，以免耽误治疗，即使现代诊疗仪器检查指标正常，也不可掉以轻心。中医学认为本症既可由气血不足等虚证所致，也可因湿热痰浊、气血瘀滞等实证而起，故临证需辨清病因病机，分别虚实而治之。

湿热蕴郁、气机不畅致身体乏力：清化湿热，疏畅气机

案例1：马某，男，25岁。

[初诊]1984年11月5日。肝功能异常，谷丙转氨酶（GPT）220U/L（正常值50U/L以下），麝香草酚浊度试验（TTT）8U/L（正常值0~5U/L），周身酸软乏力，两脉濡软，按之弦细，沉取有力，舌苔白腻而浮黄糙老，舌质紫绛而尖部起刺。湿热蕴郁不化。

治法：清化湿热。

处方：佩兰（后下）10克，藿香（后下）10克，紫苏梗10克，防风6克，蝉蜕6克，僵蚕10克，焦三仙各10克，大腹皮10克，槟榔10克。6剂，每日1剂，水煎，早、晚分2次，空腹服用。

[二诊]1984年11月12日。身体倦怠乏力，脉滑数，唇紫且干，舌苔白而糙老，再以疏肝泄热、清化湿浊方法治之。干姜3克，半夏6克，茯苓10克，旋覆花（包）10克，陈皮6克，蝉蜕6克，僵蚕10克，片姜黄6克，栀子6克，川楝子6克。6剂，每日1剂，水煎，早、晚分2次，空腹服用。

[三诊]1984年11月26日。脉濡滑且数，湿热上蒸，络脉失和，一身乏力，治以清化湿热方法。佩兰（后下）10克，茵陈10克，藿香（后下）10克，紫苏子10克，莱菔子10克，白芥子6克，竹茹6克，炒枳壳6克，黄芩10克，焦三仙各10克。6剂，每日1剂，水煎，早、晚分2次，空腹服用。

[四诊]1984年12月3日。倦怠乏力减轻，脉象滑数渐减，濡软力弱，再以清化痰浊方法治之。蝉蜕6克，僵蚕6克，片姜黄6克，紫苏子6克，莱菔子10克，白芥子6克，冬瓜子10克，焦三仙各10克，紫苏叶6克。6剂，每日1剂，水煎，早、晚分2次，空腹服用。

[五诊]1984年12月10日。湿热蕴郁，脉象濡滑，拟清化湿浊，兼泄其热。炒栀子6克，淡豆豉10克，佩兰（后下）10克，藿香（后下）10克，桑叶10克，菊花10克，茵陈10克，半夏10克，厚朴6克，黄连3克，焦三仙各10克，竹茹6克。6剂，每日1剂，水煎，早、晚分2次，空腹服用。

[六诊]1984年12月17日。体力有增，脉象濡软且滑，舌红苔白，仍治以芳化祛湿，稍佐益气。黄芪6克，苍术6克，当归10克，白芍10克，旋覆

花（包）10克，片姜黄6克，杏仁10克，香附10克，焦三仙各10克。6剂，每日1剂，水煎，早、晚分2次，空腹服用。

【诊疗思路】本案患者肝功能异常，怀疑肝炎，但并未确诊，西医无法入手，故求治于中医。中医诊之，若单从其主症周身酸软乏力和脉象濡软来看，很像虚证，但细诊其脉舌，见脉象按之弦细，沉取有力，舌苔白腻而浮黄糙老，舌质紫绛而尖部起刺，则又非虚证可知，而是湿热蕴郁不化、气机不畅所致，故不用补益之药，而用佩兰、藿香、紫苏梗、防风、蝉蜕、僵蚕、大腹皮、槟榔等，清化湿热而获效。

案例2：郭某，男，28岁。

［初诊］1984年12月3日。近来肝功能异常，谷丙转氨酶350~420U/L（正常值50U/L以下），胆固醇350~420毫克/分升（正常值150~250毫克/分升），右脉按之弦细，沉取弦细滑数，左脉中取濡软，沉取滑软且数，一身疲乏无力，两腿酸软，气短胸闷，阵阵汗出，心烦梦多，中脘胀满，舌苔白腻滑润且厚。一派肝胆湿热蕴郁，三焦气机不畅之象。

治法：宣化湿浊，兼泄肝胆郁热。饮食当慎。

处方：佩兰叶（后下）10克，紫苏梗10克，藿香梗10克，半夏10克，陈皮6克，川楝子10克，黄连粉（分冲）3克，焦三仙各10克，杏仁10克，竹茹6克，草豆蔻3克。6剂，每日1剂，水煎，早、晚分2次，空腹服用。

［二诊］1984年12月10日。脉象濡软，按之弦细略数，周身乏力，夜寐梦多。湿阻中阳，胆热上扰，拟清其胆热，兼化湿浊。佩兰叶（后下）10克，藿香叶（后下）6克，大豆卷10克，厚朴6克，黄连3克，大腹皮10克，竹茹6克，炒枳壳6克，鸡内金6克，焦三仙各10克。6剂，每日1剂，水煎，早、晚分2次，空腹服用。

［三诊］1984年12月17日。脉象沉取弦细略数，舌苔白腻，仍用前方加减。佩兰叶（后下）10克，半夏10克，陈皮6克，杏仁10克，苍术6克，大腹皮10克，竹茹6克，炒枳壳6克，蝉蜕6克，僵蚕10克，片姜黄6克。6剂，每日1剂，水煎，早、晚分2次，空腹服用。

［四诊］1985年1月7日。谷丙转氨酶异常，身体乏力，脉象弦细且滑，舌红，再以清化湿热方法治之。佩兰叶（后下）10克，藿香叶（后下）10克，

半夏10克，陈皮6克，黄连粉（分冲）2克，竹茹6克，焦三仙各10克，片姜黄6克，丹参10克。6剂，每日1剂，水煎，早、晚分2次，空腹服用。

[五诊]1985年1月14日。谷丙转氨酶降至155U/L，乏力减轻，但头目沉重，脉象濡滑，再以芳香清化方法治之。柴胡6克，黄芩10克，川楝子6克，佩兰（后下）10克，栀子6克，桑叶10克，菊花10克，焦三仙各10克。6剂，每日1剂，水煎，早、晚分2次，空腹服用。

[六诊]1985年1月21日。脉象濡滑略数，头目沉重减轻，湿热蕴郁不化，再以宣肃化痰方法治之。前胡6克，佩兰（后下）10克，桑叶10克，菊花10克，炒栀子6克，淡豆豉10克，焦三仙各10克，芦根10克，蝉蜕6克。6剂，每日1剂，水煎，早、晚分2次，空腹服用。

[七诊]1985年3月4日。左脉濡软，右脉弦滑且数，舌苔白腻，近日腰痛身沉，夜寐不安，湿邪蕴郁不化，胆热上扰，拟清化湿热，疏风化湿，以缓疼痛。独活6克，桑寄生10克，竹茹6克，蝉蜕6克，片姜黄6克，杏仁10克，荆芥炭10克，防风6克，冬瓜皮15克，桑枝10克。6剂，每日1剂，水煎，早、晚分2次，空腹服用。

【诊疗思路】本案也为肝功能异常而西医未明确诊断的患者，单从其身体乏力、气短腿软等症来看，很像虚证，但结合其兼见心烦梦多，中脘胀满，右脉按之弦细，沉取弦细滑数，左脉中取濡软，沉取滑软且数，舌苔白腻滑润且厚等症而综合分析，则其证绝非虚证，而是肝胆湿热蕴郁、三焦气机不畅所致。故治用佩兰叶、紫苏梗、藿香梗、半夏、陈皮、川楝子、黄连、杏仁、竹茹、草豆蔻等，清化湿热，疏畅气机，不仅身体乏力等症减轻，而且谷丙转氨酶也明显下降，说明肝功能也得到改善。

案例3：王某，男，37岁，1983年11月14日诊。肝功能检查，谷丙转氨酶升高，怀疑为肝炎，但未能确诊。右脉沉滑略数，左脉关部滑数，舌尖红干裂，苔白腻根厚，身体乏力，消化欠佳。肝经湿阻热郁。

治法：芳香化浊，苦泄折热。

处方：佩兰（后下）10克，藿香（后下）10克，紫苏梗10克，半夏10克，片姜黄10克，竹茹6克，炒栀子6克，僵蚕6克，焦三仙各10克，茵陈10克，旋覆花（包）10克，杏仁10克。6剂，每日1剂，水煎，早、晚分2次，空腹服用。

【诊疗思路】该患者身体乏力，消化欠佳，貌似脾胃虚弱之证，但脉象滑数，舌尖红干裂，苔白腻根厚，显然并非如此，而是肝胆湿热郁阻、气机不畅、脾胃失常所致。故赵老用佩兰、藿香、紫苏梗、半夏、片姜黄、竹茹、炒栀子、僵蚕、茵陈、旋覆花、杏仁等，辛开苦泄，使肝胆湿热透泄，三焦气机调畅，则诸症自解。若不详细辨证而妄加补益，则难免助湿生热，壅阻气机，使病情不减反增。

案例4：周某，男，58岁，1981年4月29日诊。原患糖尿病，现血糖正常，但肝功能异常，谷丙转氨酶升至585U/L，身体乏力，右脉沉细，左脉濡滑，舌红尖绛起刺。

治法：清化肝胆湿热。

处方：泽兰叶（后下）10克，虎杖10克，茵陈10克，防风6克，川楝子10克，大腹皮10克，晚蚕沙10克，菊花10克，蝉蜕6克，赤芍10克，焦三仙各10克。6剂，每日1剂，水煎，早、晚分2次，空腹服用。

【诊疗思路】该患者谷丙转氨酶升高而身体乏力，右脉沉细，左脉濡滑，舌红尖绛起刺，显然是湿热内蕴、气机不畅所致，故用泽兰叶、虎杖、茵陈、防风、川楝子、大腹皮、晚蚕沙、菊花、蝉蜕、赤芍等，以清化肝胆湿热而疏畅气机。

案例5：陈某，男，23岁，1981年4月29日诊。谷丙转氨酶240U/L，身体乏力，脉象弦滑，舌红苔黄，尖部起刺。

治法：清化肝胆湿热。

处方：泽兰叶（后下）10克，马尾连10克，茵陈10克，黄芩10克，防风6克，荆芥炭6克，川楝子10克，赤芍10克，茜草10克，焦三仙各10克，竹叶3克，竹茹3克。6剂，每日1剂，水煎，早、晚分2次，空腹服用。

【诊疗思路】该患者症见身体乏力而脉象弦滑，舌红苔黄，尖部起刺，显然为肝胆湿热郁阻、气机不畅所致，故用泽兰叶、马尾连、茵陈、黄芩、防风、荆芥炭、川楝子、赤芍、茜草、竹叶、竹茹等，清化肝胆湿热而疏畅气机。

痰湿互阻、气机不畅致身体乏力：宣郁化湿

陈某，男，54岁。

[初诊] 1983年10月17日。肝功能异常，谷丙转氨酶220U/L，两脉弦细且滑，舌胖，苔白腻液多，周身乏力。全属痰湿互阻，气机不畅。

治法：宣郁化湿。少食甘腻之物。

处方：佩兰（后下）10克，藿香（后下）10克，大豆卷10克，紫苏子10克，莱菔子10克，冬瓜子10克，白芥子6克，半夏10克，陈皮6克，大腹皮10克，木香6克。6剂，每日1剂，水煎，早、晚分2次，空腹服用。

[二诊] 1983年10月31日。身体乏力减轻，舌胖苔白滑润，两脉濡软，用清化痰浊方法治之。旋覆花（包）10克，片姜黄6克，半夏10克，厚朴6克，蝉蜕6克，紫苏子10克，莱菔子10克，白芥子6克，冬瓜皮10克，茯苓10克。6剂，每日1剂，水煎，早、晚分2次，空腹服用。

【诊疗思路】很多人一见身体乏力就认为是气血虚弱，其实并不一定，很多情况下是痰湿或湿热内阻所致。中医学认为，湿邪重浊黏腻，最易阻滞气机，而气机不畅，就易导致倦怠乏力或身重肢沉之感出现，故临床诊断，不可仅凭主观症状判断，而要结合脉舌等客观症状鉴别。本案患者除主观感觉周身乏力外，又见两脉弦细且滑，舌胖而苔白腻液多，故可知其并非虚证，而是痰湿互阻、气机不畅所致。故用佩兰、藿香、大豆卷、紫苏子、莱菔子、冬瓜子、白芥子、半夏、陈皮、大腹皮、木香等，以清化痰湿，宣畅气机。肥甘油腻之物，易伤脾胃，化生痰湿，故宜少食。

脾胃虚弱、中气不足致身体乏力：益气补中

张某，女，49岁，1983年12月19日诊。脉象沉软，舌苔白腻，中脘满闷，身体乏力，夜间盗汗。

治法：益气补中。

处方：生黄芪10克，党参6克，白术10克，茯苓10克，陈皮6克，半夏10克，豆蔻（研粉分冲）1克。6剂，每日1剂，水煎，早、晚分2次，空腹服用。

【诊疗思路】本案患者所见之症，若抓住某症单独分析，见中脘满闷，认

为是湿浊内阻；见身体乏力，认为是脾气虚弱；见夜间盗汗，认为是肝肾阴虚，就易导致证候诊断矛盾重重，治疗无从着手。赵老根据其症状，再结合其脉象沉软、舌苔白腻而全面分析，认为其主要矛盾是脾胃虚弱，中气不足。中气不足，运化无力，湿浊内停则身体乏力，中脘满闷；不能上助肺气，卫外不固，则夜可盗汗。故赵老用生黄芪、党参、白术、茯苓、陈皮、半夏、豆蔻等，以益气补中为主。本案辨证，最易误判之处，就是夜间盗汗。有很多临床经验不足的医生，临证不管脉舌如何，仅仅根据简单的书本知识，就认为夜间盗汗皆为阴虚。其实，导致夜间盗汗的原因，除阴虚外，还有气虚、气郁、血瘀、湿热、痰阻、食积等多种因素，故临床必须结合脉舌，详细鉴别，不可一概以阴虚论治。

气血两虚致身体乏力：益气养血，治在心脾

申某，女，41岁。

[初诊] 1983年10月17日。右脉沉细小弦，左脉濡软，舌淡嫩而苔白。中阳不足，气血虚弱，周身疲乏无力。

治法：益气养血，治在心脾。

处方：生黄芪6克，潞党参6克，当归10克，白芍10克，白术10克，茯苓10克，生地黄10克，川芎10克，旋覆花（包）10克。6剂，每日1剂，水煎，早、晚分2次，空腹服用。

[二诊] 1983年10月31日。上药服2周，乏力明显减轻，脉象细弦，心烦急躁，治以养血育阴，佐以益气。墨旱莲10克，女贞子10克，当归10克，白芍10克，生地黄10克，川芎10克，党参6克，黄芪10克，竹茹6克。6剂，每日1剂，水煎，早、晚分2次，空腹服用。

[三诊] 1983年11月7日。脉弦细，舌色紫绛，阴血受伤，大便干结，再以养血育阴方法治之。墨旱莲10克，女贞子10克，当归10克，白芍10克，生地黄10克，川芎10克，白头翁10克，茜草10克，焦三仙各10克。6剂，每日1剂，水煎，早、晚分2次，空腹服用。

[四诊] 1983年11月21日。脉仍弦细，舌瘦尖红，大便偏干，再以养血育阴方法治之。墨旱莲10克，女贞子10克，当归10克，白芍10克，生地黄

10克，川芎10克，竹茹6克，黄芩10克。6剂，每日1剂，水煎，早、晚分2次，空腹服用。

[五诊]1983年11月28日。舌红，脉弦细数，仍时有心烦，大便偏干，阴伤而肝经郁热，拟养血育阴，以泄虚热。墨旱莲10克，女贞子10克，白芍10克，生地黄10克，白头翁10克，茜草10克，益母草10克，焦麦芽10克。6剂，每日1剂，水煎，早、晚分2次，空腹服用。

【诊疗思路】本案患者初诊见周身乏力而右脉沉细小弦，左脉濡软，舌淡嫩而苔白，其病机显然是以中阳不足、气血虚弱为主，故用生黄芪、党参、当归、白芍、白术、茯苓、生地黄、川芎等，益气养血而获效明显。之后见乏力减轻而心烦急躁，大便干，脉象细弦，舌色紫绛等，其病机显然以气阴不足为主，故用墨旱莲、女贞子、当归、白芍、生地黄、川芎、党参、黄芪等，养血育阴，佐以益气。

阴血不足、郁热内扰致身体乏力：凉血育阴，透泄郁热

李某，女，50岁，1985年3月4日诊。右脉濡软且滑，左脉沉软，按之弦细且数，一身疲乏无力，阵阵烦躁汗出。血虚肝旺，阴分热郁。

治法：凉血育阴，透泄郁热。

处方：白蒺藜10克，苦丁茶10克，菊花10克，川楝子10克，赤芍10克，牡丹皮10克，茯苓10克，冬瓜皮10克，沙参10克，墨旱莲10克，女贞子10克。6剂，每日1剂，水煎，早、晚分2次，空腹服用。

【诊疗思路】该患者身体乏力，右脉濡软，左脉沉软，很像气虚之证，但左脉按之弦细且数，并伴阵阵烦躁汗出之症，显然其证并非真正气虚，而是肝之阴血不足、郁热内扰所致。故赵老治之，不用益气之品，而用白蒺藜、苦丁茶、菊花、川楝子、赤芍、牡丹皮、茯苓、冬瓜皮、沙参、墨旱莲、女贞子等，凉血育阴，透泄郁热，使肝阴肝血充足，郁热透泄，则诸症自解。

手足发凉

手足发凉是临床常见症状之一，往往夏季减轻，冬季加重，甚则全身怕冷，多见于女性及年老体弱者。中医学认为，气血不足、阳气虚衰、气血瘀滞、湿阻热郁、痰闭寒遏等原因，都可导致本症，故临床须详细分析病因病机，治病求本，不可概以虚寒之证治之。

热郁湿阻络脉致手足发凉：凉血分，活血络，化湿郁，畅气机

王某，女，33岁。

[初诊] 1980年9月24日。热郁血分，络脉失和，湿阻气机，脾阳受遏，故面色萎黄不华，胃纳不佳，脘腹胀满，手足发凉，右腿尤重，甚则酸沉冷痛，3年未愈，且月经色深有块，舌边尖瘀斑，苔薄白，脉沉细而弦。

治法：凉血分，活血络，化湿郁，畅气机，以缓手足冷痛诸症。

处方：桂枝6克，炮姜3克，炒地龙15克，茜草10克，片姜黄6克，白头翁10克，炒地榆10克，桑枝20克。10剂，每日1剂，水煎，早、晚分2次，空腹服用。

[二诊] 1980年10月15日。手足发凉，右腿尤甚，服前药未见明显效果，但月经血块减少，两脉沉细而弦，舌边尖有瘀点。自述服药后恶心，以前方去地龙，加川牛膝10克，地枫皮（追地风）10克。6剂，每日1剂，水煎，早、晚分2次，空腹服用。

[三诊] 1980年10月22日。手足仍发凉，舌红少苔，边尖有瘀点，两脉沉细，按之略数。热郁血分，络脉不和，拟透泄郁热，活血通络。紫苏叶6克，防风6克，茜草10克，赤芍10克，丝瓜络10克，生大黄粉（分冲）0.6克。10剂，每日1剂，水煎，早、晚分2次，食后服用。每周服5剂，休息2天。

[四诊] 1980年11月5日。脉沉细略数，舌尖瘀点，手足仍凉，再以透泄郁热、活血通络方法治之。柴胡6克，黄芩10克，当归尾6克，赤芍10克，白芍10克，枳实3克，茜草10克，鸡血藤10克，丝瓜络10克，桑枝20克，

益母草 10 克。6 剂，每日 1 剂，水煎，早、晚分 2 次，空腹服用。

[五诊] 1980 年 11 月 12 日。手足发凉稍有好转，舌尖仍有瘀点，脉象沉弦细数，再以凉血活血、疏调气机方法治之。柴胡 6 克，香附 10 克，赤芍 12 克，茜草 10 克，川楝子 10 克，白头翁 10 克，炒地榆 10 克，苏木 10 克，桑枝 20 克，川牛膝 10 克。6 剂，每日 1 剂，水煎，早、晚分 2 次，空腹服用。

[六诊] 1980 年 11 月 19 日。手足发凉渐渐好转，舌红尖刺而有瘀点，脉弦滑而数，拟理气活血，凉血通瘀。柴胡 6 克，黄芩 10 克，赤芍 10 克，白芍 10 克，茜草 10 克，桑枝 6 克，鸡血藤 10 克，丝瓜络 6 克，白头翁 10 克，炒地榆 10 克，炒槐米 10 克。6 剂，每日 1 剂，水煎，早、晚分 2 次，空腹服用。

[七诊] 1980 年 12 月 17 日。虽至寒冬，但手足发凉进一步好转，月经血块亦减，脉弦滑且数，舌红尖刺，仍有瘀点。热郁血分，脉络不和，再以凉血活血通络方法治之。柴胡 6 克，白芍 12 克，川楝子 10 克，白头翁 10 克，炒地榆 10 克，茜草 10 克，苏木 10 克，醋大黄（后下）3 克。6 剂，每日 1 剂，水煎，早、晚分 2 次，食后服用。

【诊疗思路】本案患者虽手足发冷，甚则冷痛，面色萎黄不华，3 年未愈，很像气血不足、阳气虚衰证；但结合其胃纳不佳，脘腹胀满，月经色深有块，舌边尖瘀斑，苔薄白，脉沉细而弦等症来看，则可知其并非虚证，而是因热郁血分、络脉失和、湿阻气机、脾阳受遏所致。故赵老用桂枝、炮姜、炒地龙、茜草、片姜黄、白头翁、炒地榆、桑枝等，凉血活血，宣郁化湿，舒筋通络而获良好效果。

腹胀

腹胀是指腹部的一部分或全腹部胀满，既可以是一种自觉症状，也可以是一种客观检查所见。引起腹胀的原因和疾病很多。中医学认为，腹胀有虚实寒热之别，临床上主要分气滞腹胀、脾虚腹胀、血瘀腹胀、湿热腹胀、食积腹胀等证型进行治疗。

血虚阴伤，络脉失养，脾胃气滞，胃胀纳呆：疏调脾胃，先治中焦

何某，女，44 岁，1984 年 11 月 26 日诊。舌淡红，苔白糙老且干，两脉沉取弦细，心烦梦多，背部酸痛，腹胀纳呆。血虚阴伤，络脉失养，故背部酸痛。脾胃气滞，故腹胀纳呆。

治法：疏调脾胃，先治中焦。

处方：白蒺藜 10 克，佩兰叶（后下）10 克，大腹皮 10 克，川楝子 10 克，旋覆花（包）10 克，蝉蜕 6 克，片姜黄 6 克，焦三仙各 10 克，木香 6 克，香附 10 克，莱菔子 10 克。6 剂，每日 1 剂，水煎，早、晚分 2 次，空腹服用。

【诊疗思路】本案患者既有血虚阴伤、络脉失养之背部酸痛，又有脾胃气滞之腹胀纳呆。治疗背部酸痛，自然需养血育阴，和络止痛。然脾胃气滞，腹胀纳呆，滋阴养血之物难以运化，阴血何能速生？故自古谓"善补者，补中焦"，确有至理。赵老治疗此证，不先补益阴血，而是用白蒺藜、佩兰叶、大腹皮、川楝子、旋覆花、蝉蜕、片姜黄、焦三仙、木香、香附、莱菔子等，升降气机，芳香化浊，消食和胃，先治中焦，正是善补之典范。

痰浊积滞内阻，胃脘胀满：清化痰浊，消导积滞，升降气机

陈某，女，46 岁。

[初诊] 1984 年 10 月 8 日。舌淡红，苔白腻根厚，脉象濡软，自觉中脘胀满不舒，大便黏腻不畅。

治法：清化痰浊，升降气机以退胀。

处方：旋覆花（包）10 克，木香 6 克，紫苏子 10 克，莱菔子 10 克，大腹皮 10 克，青皮 6 克，陈皮 6 克，蝉蜕 6 克，僵蚕 6 克，片姜黄 6 克，生大黄粉（分冲）1.5 克。10 剂，每日 1 剂，水煎，早、晚分 2 次，食后服用。

[二诊] 1984 年 10 月 29 日。舌苔糙老白腻根厚，两脉沉滑且濡，湿郁不化，气机不畅，脘腹胀满稍减，再拟清化痰浊，稍佐消导。旋覆花（包）10 克，代赭石（先煎）10 克，半夏 10 克，厚朴 6 克，茯苓 10 克，紫苏梗 10 克，片姜黄 6 克，杏仁 10 克。6 剂，每日 1 剂，水煎，早、晚分 2 次，食后服用。

[三诊] 1984 年 11 月 5 日。脘腹胀满已减，脉象濡滑，沉取细数，舌红且

干，苔白糙老，热郁于内，消化不佳，再以疏调肝胃方法治之。旋覆花（包）10 克，紫苏叶 6 克，紫苏子 6 克，莱菔子 6 克，黄芩 6 克，杏仁 10 克，焦三仙各 10 克，大腹皮 10 克。6 剂，每日 1 剂，水煎，早、晚分 2 次，食后服用。

【诊疗思路】该患者脘腹胀满，大便黏腻不畅，舌淡红而苔白腻根厚，脉象濡软，显然为痰浊积滞内阻、气机不畅所致，故用旋覆花、木香、紫苏子、莱菔子、大腹皮、青皮、陈皮、蝉蜕、僵蚕、片姜黄、生大黄等，清化痰浊，消导积滞，升降气机以退胀，正是治本之法。

腹痛

腹痛牵涉的脏腑很多，病因也很复杂。如寒邪内积证，临床主要表现为腹痛急暴、遇寒则甚、得温痛减、舌苔薄白、脉沉紧等，治以温中散寒为主。虚寒腹痛证，临床主要表现为腹痛绵绵、时作时止、喜温喜按、饥饿及疲劳时加重、形寒肢冷、神疲乏力、少气懒言、大便溏薄、舌淡、苔薄白、脉沉细无力等，治以益气温中为主。热结腑实证，临床主要表现为腹痛拒按、烦渴引饮、大便秘结、小便黄赤、舌红、苔黄燥、脉滑数等，治以泄热通腑为主。肝郁气滞证，临床主要表现为腹痛胀闷、痛无定处、痛引少腹或两胁、时作时止、遇恼怒则剧、得嗳气或矢气则舒、舌红、苔薄白、脉弦等，治以疏肝理气为主。瘀血内阻证，临床主要表现为腹痛拒按、痛如针刺、痛处固定、经久不愈、舌质紫暗或有瘀斑、脉细涩等，治以活血化瘀为主。饮食积滞证，临床主要表现为脘腹胀满、嗳腐吞酸、恶食呕恶、痛而欲泻、泻后痛减、舌苔厚腻、脉滑等，治以消食导滞为主。

阴虚血热，肝脉拘急，少腹时痛：养阴和血，疏调木郁，以缓疼痛

魏某，女，66 岁，1981 年 3 月 11 日诊。脉象弦细且数，舌瘦质红少苔，形体消瘦，素体阴虚，肝失涵养，络脉失和，少腹时痛。

治法：养阴和血，疏调木郁，以缓疼痛。

处方：生白芍 20 克，炙甘草 10 克，川楝子 10 克，生香附 10 克，木香 6 克，白头翁15克。6剂，每日1剂，水煎，早、晚分2次，空腹服用。

【诊疗思路】本案患者，形体消瘦，素体阴虚，少腹时痛，显然既非寒邪内积，也非虚寒、热结等症，而是阴虚血热、厥阴肝经失养、络脉拘急所致。其脉象弦细而数，舌瘦质红少苔，正是血热阴伤、络脉郁阻明之指征。故赵老以芍药甘草汤之酸甘配合，养阴和血，柔肝以缓络脉之拘急；加川楝子、生香附、木香、白头翁等，凉血清肝，疏调木郁，理气以增止痛之效。如此辨证立法，选方用药，充分体现了中医临证诊治注重理法方药、辨证论治的特色。

肝经郁热，气机不畅，右腹作痛：清泄肝热，疏畅气机

周某，男，71岁，1981年3月18日诊。两脉弦滑且数，苔白腻浮黄，右腹部疼痛，上下相窜，大便干燥，小溲黄赤。

治法：清泄肝热，理气止痛。

处方：旋覆花（包）10克，片姜黄6克，木香6克，乌药6克，橘核仁3克，荔枝核5克，赤芍10克，茜草10克，炒地榆10克，川楝子10克。6剂，每日1剂，水煎，早、晚分2次，空腹服用。

【诊疗思路】该患者腹痛而上下相窜，气机不畅无疑。脉象弦滑且数，苔白腻浮黄，大便干燥，小溲黄赤，肝经郁热可知。故用旋覆花、片姜黄、木香、乌药、橘核仁、荔枝核、赤芍、茜草、炒地榆、川楝子等，清泄肝热，理气止痛，正是对证之法。

阴血不足，肝郁害胃，胁腹作痛：疏肝和胃，柔肝缓急

李某，女，43岁。

[初诊]1983年11月7日。形瘦脉细，血分不足，肠鸣腹胀，右上腹及脐周作痛，时痛时止，木土不和，气机失调。

治法：疏调木土，治在肝胃。

处方：葛根6克，荆芥炭10克，炒白芍10克，炙甘草10克，木香6克，木瓜10克，冬瓜皮10克，陈皮6克，防风6克。5剂，每日1剂，水煎，早、晚分2次，空腹服用。

[二诊]1983年11月14日。右上腹及脐周疼痛减轻，癸事提前，左少腹

作痛，两目干涩，形体消瘦，脉沉细，按之略数。阴分不足，虚热上扰，木土不和。拟疏调木土，平衡升降。荆芥炭 10 克，防风 6 克，炒白芍 10 克，炙甘草 6 克，陈皮 6 克，黄连粉（分冲）2 克，木瓜 10 克，冬瓜皮 10 克。6 剂，每日 1 剂，水煎，早、晚分 2 次，空腹服用。

【诊疗思路】该患者形瘦脉细，显然阴血不足。肠鸣腹胀，自是气机不畅。右上腹及脐周作痛，时痛时止，乃肝郁而害脾胃，即木郁乘土所致。故用葛根、荆芥炭、炒白芍、炙甘草、木香、木瓜、冬瓜皮、陈皮、防风等，疏肝解郁，柔肝缓急，升降脾胃气机，使肝气条达，脾胃气机升降正常，肠鸣胀痛诸症自除。

贲门痉挛

贲门痉挛，是由贲门部的神经肌肉功能障碍所引起的食管功能性疾病。本病属于中医学"噎膈"范畴，多因气郁痰结所致，临床上主要分肝郁气滞、痰气交阻等证型进行治疗。肝郁气滞型临床主要表现为吞咽哽噎，进食中或进食后食物常反流吐出，遇精神紧张时更甚，胸膈痞闷，舌淡红，苔薄，脉弦等；治宜疏肝理气，利膈宽胸。痰气交阻型临床主要表现为吞咽困难，食后呕吐，吐后觉舒，喉中痰多，胸膈痞满，时有疼痛，舌淡，苔白腻，脉弦滑等；治宜理气化痰，和胃降逆。

气滞痰阻，贲门痉挛：理气化痰

李某，女，43 岁，1981 年 4 月 29 日诊。贲门痉挛，经常吞咽困难，食后呕吐，半年未愈，舌淡嫩，苔白腻水滑，两脉沉细而滑。

治法：理气化痰（仿四七汤治之）。

处方：半夏 10 克，厚朴 6 克，茯苓 15 克，紫苏梗 10 克，旋覆花（包）10 克，杏仁 10 克，片姜黄 6 克。10 剂，每日 1 剂，水煎，早、晚分 2 次，空腹服用。

【诊疗思路】本案贲门痉挛患者，症见吞咽困难，食后呕吐，舌淡嫩，苔白腻水滑，两脉沉细而滑等，显然为痰气交阻所致，故赵老以理气化痰、和胃降逆之四七汤加减治之，可谓辨证准确，方药贴切。四七汤因主要由半夏、厚朴、茯苓、紫苏叶四味药组成，主治由喜怒忧思悲恐惊七情所致的病证而得名。目前临床上用其加减治疗咽神经症、贲门痉挛等与精神情志有关的病证，常获很好的疗效。

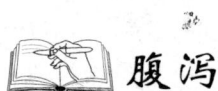 **腹泻**

中医学认为，腹泻之病位，虽不离脾胃，但导致其发病的原因却非常复杂。故临床上常将腹泻分为寒湿困脾、湿热内侵、脾胃虚寒、脾肾阳虚、肝郁乘脾、伤食作泻等证型进行治疗。寒湿困脾型临床主要表现为大便清稀或如水样，腹痛肠鸣时作，脘腹胀满，舌淡红，苔薄白或白腻，脉濡缓等；治以化湿运脾为主。湿热内侵型临床主要表现为泄泻急迫，腹痛而肛门灼热，粪色深黄恶臭，甚则带黏液或脓血，口渴心烦，小便短赤，舌红，苔黄腻，脉濡数或滑数；治以清化湿热为主。脾胃虚寒型临床主要表现为大便稀溏，迁延不愈，时轻时重，食欲不振，食后脘腹痞满，稍进油腻食物则便次明显增多，面色萎黄，形体消瘦，舌淡，苔白，脉细弱等；治以温补脾胃为主。脾肾阳虚型临床主要表现为久泻不止，大便清稀，甚则完谷不化，形寒肢冷，面色白光白，食欲不振，腹软喜按喜暖，精神萎靡，舌淡，苔白，脉沉迟等；治以温补脾肾为主。肝郁乘脾型临床主要表现为大便稀溏，时有嗳气，每因精神紧张则泄泻发作，舌红或淡红，苔薄，脉弦细等；治以疏肝健脾为主。伤食作泻型临床主要表现为泻下粪便臭如败卵，伴有不消化食物，腹痛腹胀，泻后痛胀减轻，嗳腐酸臭，纳呆呕恶，舌苔厚腻，脉滑等；治以消食导滞为主。

肝热脾湿，泄泻时作，肾阴受伤：清肝热，化湿郁，止泻而保肾阴

徐某，男，37岁。

［初诊］1983年10月17日。脉象弦细，按之略有数意，全属阴伤。时作泄泻，且有阳痿。厥阴之脉络阴器，湿热内蕴，泄泻日久，肾阴受伤，厥阴失

养，故致阳痿。

治法：清肝热，化湿郁，以止泻而保肾阴。

处方：荆芥炭10克，防风6克，片姜黄6克，蝉蜕6克，僵蚕10克，晚蚕沙10克，木瓜10克，黄芩10克，柴胡6克，川楝子10克，伏龙肝（包，先煎代水）30克。6剂，每日1剂，水煎，早、晚分2次，食后服用。

[二诊] 1983年10月24日。左脉弦细且滑，按之略数，右脉滑数，舌瘦质红，腹泻减轻，心烦急躁。阴分不足，胆火上亢，用温胆折热方法治之。荆芥炭10克，防风6克，片姜黄6克，蝉蜕6克，僵蚕6克，晚蚕沙10克，木瓜10克，黄芩10克，柴胡6克，川楝子10克，伏龙肝（包，先煎代水）30克，竹茹6克。6剂，每日1剂，水煎，早、晚分2次，食后服用。

[三诊] 1983年10月31日。症状如前，脉象滑软，再以疏调肝胃方法治之。柴胡6克，黄芩10克，羌活3克，独活3克，片姜黄6克，蝉蜕6克，木瓜10克，焦三仙各10克，伏龙肝（包，先煎代水）30克，冬瓜皮10克。6剂，每日1剂，水煎，早、晚分2次，食后服用。

[四诊] 1983年11月7日。诸症减轻，拟疏调木土，饮食当慎。荆芥炭6克，羌活3克，独活3克，蝉蜕6克，片姜黄6克，木瓜6克，冬瓜皮20克，黄芩10克，竹茹6克，焦三仙各10克。6剂，每日1剂，水煎，早、晚分2次，食后服用。

[五诊] 1983年11月14日。近日外感而咳嗽，脉象滑数，用宣解方法治之。紫苏叶10克，紫苏子10克，前胡6克，杏仁10克，白芷6克，芦根10克，半夏10克，陈皮6克。3剂，每日1剂，水煎，早、晚分2次，空腹服用。

[六诊] 1983年11月21日。咳嗽，痰中带血5天，两脉弦滑略数。感冒将愈，肺热不清，宜宣郁化痰。前胡6克，杏仁10克，黄芩10克，白茅根10克，藕节10克，炒栀子6克，淡豆豉10克，焦三仙各10克。5剂，每日1剂，水煎，早、晚分2次，空腹服用。

[七诊] 1983年11月28日。咳嗽痰血减轻，脉仍弦，且略数，心烦急躁，用苦泄折热之法治之。炒栀子6克，竹茹6克，防风6克，钩藤（后下）6克，焦三仙各10克，槟榔10克，黄芩10克。6剂，每日1剂，水煎，早、晚分2次，空腹服用。

［八诊］1983年12月12日。咳嗽痰血已愈，但心烦急躁，夜寐不安，舌瘦光红，脉细数，全是阴伤热郁之象，仍用升降散治疗。蝉蜕6克，僵蚕6克，片姜黄6克，北秫米30克，半夏10克，竹茹6克。6剂，每日1剂，水煎，早、晚分2次，空腹服用。

［九诊］1983年12月19日。热郁于内，口干且苦，心烦急躁，脉舌如前，拟苦甘清泄胆热。柴胡6克，黄芩10克，半夏10克，陈皮6克，天花粉6克，沙参10克，焦三仙各10克。3剂，每日1剂，水煎，早、晚分2次，空腹服用。

【诊疗思路】本案患者泄泻日久不愈，脉象弦细略数，且兼阳痿等症，显系肝热脾湿、肾阴受伤之证，但赵老治之，仅以荆芥炭、防风、片姜黄、蝉蜕、僵蚕、晚蚕沙、木瓜、黄芩、柴胡、川楝子等，清肝疏风化湿为主，以使湿热去，泄泻止，而肾阴自复。伏龙肝即灶心土，具有良好的涩肠止泻功能。荆芥炭除具疏风胜湿之功外，亦具收敛止泻之能，与伏龙肝配合，更能增强止泻功效。方中不用阴柔滋补肾阴之药，以免阴柔害脾，更增泄泻。可见中医治病，并非见症治症，见虚补虚，而是治病求本，治病求因。祛除导致阴虚之因，则阴虚自可不治而愈。

肝旺脾虚，腹痛而泻：痛泻要方加减，抑肝扶脾

案例1：殷某，女，42岁，1981年3月11日诊。大便泄泻，腹痛则作，泻后痛止，木郁克土，舌红，苔薄白，脉象弦滑而数。

治法：抑肝扶脾（用痛泻要方加减治疗）。

处方：白芍10克，炒白术6克，陈皮6克，防风6克，马尾连10克，荆芥炭10克。6剂，每日1剂，水煎，早、晚分2次，空腹服用。

【诊疗思路】腹痛则泻，泻后痛止，时时发作，称为痛泻。中医学认为此证乃因肝脾不和，即肝旺脾虚所致，治疗自当抑木扶土，疏肝健脾，代表方剂即为痛泻要方。痛泻要方由炒白术、炒白芍、炒陈皮、防风四味中药组成。原方重用炒白术，燥湿而健脾运，实土而御木乘，故以为君；白芍养血柔肝，抑强木而扶弱脾，缓拘急而止腹痛，用以为臣；陈皮理气燥湿和中，防风疏肝运脾胜湿，用为佐使。四药相配，重扶脾土而抑肝木，使木土调和，气机升降正常，痛泻之症自除。大量临床实践证明，用该方治疗西医确诊之急慢性肠

炎、肠易激综合征等病属于脾虚重而兼肝旺者，有非常良好的效果。赵老此处用之，并非照搬原方。本案方中并未重用健脾之白术，而是重用白芍，且加苦寒清热之马尾连，意在加强抑肝之力。如此加减变化而运用成方，并非随心所欲，无的放矢，而是为了适应该患者肝旺为主而兼脾虚的证候特点，也是中医辨证论治而不墨守成方的具体体现。

案例 2：吕某，男，39 岁，1983 年 12 月 19 日诊。脉象弦数，舌红苔白，心烦梦多，大便泄泻。

治法：疏调木土。

处方：旋覆花（包）10 克，片姜黄 10 克，陈皮 6 克，僵蚕 6 克，白芍 10 克，荆芥炭 10 克，蝉蜕 6 克，木香 6 克，香附 10 克，焦三仙各 10 克，黄连粉（分冲）2 克。3 剂，每日 1 剂，水煎，早、晚分 2 次，空腹服用。

【诊疗思路】该患者大便泄泻而心烦梦多，脉象弦数，舌红苔白，显然为肝热乘脾所致，故用旋覆花、片姜黄、陈皮、僵蚕、白芍、荆芥炭、蝉蜕、木香、香附、焦三仙、黄连等，清泄肝热，理气燥湿，使木土调和，则泄泻、心烦等症自愈。

案例 3：王某，女，43 岁，1984 年 3 月 5 日诊。经期腹泻，木土不和，两脉弦细而数，舌红，苔白。

治法：疏调木土，以止泄泻。

处方：荆芥炭 10 克，防风 6 克，白芍 10 克，陈皮 6 克，冬瓜皮 10 克，伏龙肝（包）30 克，黄连粉（分冲）3 克。6 剂，每日 1 剂，水煎，早、晚分 2 次，空腹服用。

【诊疗思路】女子月经，由肝血下注胞宫而成。该患者经期腹泻，脉象弦细而数，舌红而苔白，显然为肝热乘脾所致，故赵老用抑肝扶脾之痛泻要方加减治之，使木土调和，脾运正常，清气上升，泄泻自止。

案例 4：段某，女，33 岁，1981 年 3 月 11 日诊。舌红且瘦，脉象弦滑而数，每遇恼怒生气则腹痛而泻，为木郁克土。

治法：疏木扶土（用痛泻要方加减）。

处方：陈皮 6 克，白芍 10 克，防风 6 克，白术 10 克，马尾连 10 克，荆芥炭 10 克。6 剂，每日 1 剂，水煎，早、晚分 2 次，空腹服用。

【诊疗思路】中医学认为，肝在五行属木，主情志，主疏泄；脾在五行属土，主运化水谷与水湿。一般情况下，情志舒畅，肝气条达，脾土健运，大便正常，称为木土调和。若中气素虚，脾运不健，再遇恼怒生气而伤肝，使肝气郁结，疏泄失常，甚至化火，横逆犯脾，则易导致腹痛腹泻，谓之痛泻。本案患者舌红且瘦，脉象弦滑而数，每遇恼怒生气则腹痛而泻，显然为木郁化火克土之证。痛泻要方乃抑肝扶脾、疏调木土之方，故用之本证，正合其治。加马尾连以清热燥湿，荆芥炭以疏风涩肠，更增止泻之功。

案例5：孙某，女，39岁，1980年12月17日诊。两脉弦细，按之濡软力弱，舌胖瘀紫，苔白腻，便前腹中不适，甚则作痛，大便稀溏，6年不愈，进食瓜果蔬菜及油腻之物则加重，且夜寐梦多。体质薄弱，气分不足，木郁化火，过克脾土。

治法：疏调气机，兼以泄热，益气扶脾，以止其泻。

处方：荆芥炭6克，炒白术10克，茯苓皮10克，川楝子6克，白芍12克，防风6克，炙甘草10克，冬瓜皮20克。6剂，每日1剂，水煎，早、晚分2次，食后服用。

【诊疗思路】该患者见两脉弦细，乃肝郁之象；按之濡软力弱，为脾虚之征。舌胖瘀暗，乃气虚湿阻而血瘀所致，与一般的气滞血瘀和血热而瘀不同。苔白腻，也为脾湿内盛之兆。大便溏泄，便前腹痛，进食生冷及油腻之物则腹泻加重，夜寐梦多，更是脾虚肝旺、木郁乘土之明证。故以痛泻要方加减，疏调木土，抑肝扶脾，疏风利湿，则痛泻等症易除。

热迫大肠而腹泻：苦寒清肠，升清止泻

案例1：赵某，女，28岁，1981年4月8日诊。近日大便泄泻，泻势急迫频繁，肛门灼热，右脉弦细且滑，左脉滑数，舌红，苔白腻。

治法：苦寒清肠，升清止泻。

处方：荆芥炭10克，葛根6克，马尾连10克，黄芩10克，冬瓜皮20克，伏龙肝（包）20克，炒连翘10克。6剂，每日1剂，水煎，早、晚分2次，空腹服用。

【诊疗思路】《黄帝内经》病机十九条曰："诸呕吐酸，暴注下迫，皆属于

热。"该患者大便泄泻，急性起病，泻势急迫频繁，肛门灼热，脉象弦细滑数，舌红而苔白腻，显然为邪热侵袭而下迫大肠所致，治疗自当清肠热而止泻。然治疗本证的代表方剂葛根芩连汤中，除用黄连、黄芩等苦寒清肠之药外，更用辛凉之葛根，升发清气以缓泄泻之势。一以祛外邪，一以升清气，攘外安内，邪正兼顾，堪为上策。赵老此处更加荆芥炭、伏龙肝等，涩肠而增止泻之力，以防剧泻伤阴，其良苦用心，可见一斑。然此证毕竟以邪热迫肠为主，故治疗必须清泄肠热，不可一味涩肠止泻，以免恋邪留寇为患。马尾连性味功效近似黄连，赵老当年临床时，黄连常常短缺，便以马尾连代黄连用之。

案例 2：薛某，女，48 岁。

[初诊] 1984 年 12 月 3 日。饮食不慎，大便作泻，脘腹胀满，恶心欲呕，舌红，苔白腻，脉象滑数。

治法：升和清化。

处方：紫苏叶 6 克，紫苏梗 6 克，葛根 10 克，黄连粉（分冲）3 克，黄芩 10 克，半夏 10 克，竹茹 6 克，茯苓皮 10 克，伏龙肝（包）20 克。6 剂，每日 1 剂，水煎，早、晚分 2 次，空腹服用。

[二诊] 1984 年 12 月 10 日。腹泻呕恶已止，脉象弦细而数，仍用前方加减。葛根 10 克，黄连粉（分冲）3 克，黄芩 10 克，木瓜 10 克，伏龙肝（包）30 克，白芍 10 克，防风 6 克。6 剂，每日 1 剂，水煎，早、晚分 2 次，空腹服用。

【诊疗思路】该患者饮食不慎，泄泻暴作，脘腹胀满，恶心欲呕，舌红而苔白腻，脉象滑数，显然为湿热之邪侵袭胃肠所致，故以葛根芩连汤加减，清化湿热，升清止泻，和胃止呕。

湿热积滞，蕴郁胃肠，大便溏泄：清化湿热，消食导滞

张某，男，35 岁，1984 年 11 月 26 日诊。体丰而痰湿素盛，脉象濡软且滑，沉取弦细且滑，舌红，苔白腻根厚，大便溏泄，小溲色黄，自觉胸闷，阳痿年余，汗出较多。全是湿热蕴郁不化。

治法：清热化湿。饮食当慎。

处方：黄连 6 克，黄芩 10 克，黄柏 6 克，茵陈 10 克，栀子 6 克，连翘 10 克，大腹皮 10 克，焦三仙各 10 克，枳壳 10 克，槟榔 10 克。6 剂，每日 1 剂，

水煎，早、晚分2次，食后服用。

【诊疗思路】该患者体丰汗多，大便溏泄，小溲色黄，胸闷阳痿，全是湿热郁蒸而气机升降失常所致。脉象濡滑，沉取弦细，舌红而苔白腻根厚，也是湿热积滞明证。故用黄连、黄芩、黄柏、茵陈、栀子、连翘、大腹皮、焦三仙、枳壳、槟榔等，清化湿热，消导积滞。然饮食不节，恣食肥甘，最易内生湿热，伤脾害胃，加重病情，故还须节制饮食。

肝郁脾湿泄泻：理气疏肝，疏风胜湿

孙某，女，52岁，1981年4月22日诊。经常腹泻，双腿麻木，头目眩晕，胸胁不舒，舌淡红而胖，苔白腻糙老，两脉弦硬。

治法：疏调木土。

处方：旋覆花（包）10克，片姜黄6克，绿萼梅6克，荆芥炭6克，防风6克，川楝子6克，广木香6克，香附10克，焦麦芽10克，冬瓜皮20克。10剂，每日1剂，水煎，早、晚分2次，空腹服用。

【诊疗思路】该患者经常腹泻而胸胁不舒，腿麻头晕，显然是木土不和、经脉失养所致。舌淡红而胖，脉象弦硬，也为木郁湿阻之象。故用旋覆花、片姜黄、绿萼梅、荆芥炭、防风、川楝子、广木香、香附、焦麦芽、冬瓜皮等，理气疏肝，疏风胜湿，升清止泻，使木土调和，经脉得养，则诸症自安。

中气不足，木郁克土，大便初硬后溏：益气补虚，疏调肝脾

赵某，男，39岁，1981年3月11日诊。左脉细弦，右脉濡软，胸胁满闷，身体乏力，性格急躁，舌淡红而胖，苔白腻滑润，大便初硬后溏，中气不足，木郁克土。

治法：益气补虚，疏调肝脾。

处方：旋覆花（包）10克，太子参10克，焦白术10克，枳壳6克，木香6克，砂仁（研粉分冲）3克，茯苓10克，冬瓜皮20克，白芍10克。6剂，每日1剂，水煎，早、晚分2次，食后服用。

【诊疗思路】大便初硬后溏，与大便燥结不同，并非肠燥热结，而往往是中气不足、脾虚不运所致。左脉细弦，胸胁满闷，性格急躁，乃肝气郁结之

征；右脉濡软，身体乏力，舌淡红而胖，苔白腻滑润，为脾虚湿盛之象。综合脉舌症全面分析，此案当为中气不足，木郁克土之证，故赵老用旋覆花、太子参、焦白术、枳壳、木香、砂仁、茯苓、冬瓜皮、白芍等，以益气补虚，疏调肝脾。

湿热中阻，气机不畅，便溏不爽：清热化湿，疏畅气机

李某，女，42岁，1980年10月29日诊。两脉细弦滑数，舌苔腻而微黄，口唇干裂，胸闷身沉，经常嗜睡，胁腹胀满，大便溏滞不爽，一日数次。湿热中阻，气机不畅。

治法：清热化湿，疏畅气机。

处方：青皮6克，柴胡6克，川楝子10克，黄芩10克，马尾连10克，焦三仙各10克。6剂，每日1剂，水煎，早、晚分2次，空腹服用。

【诊疗思路】该患者大便溏滞不爽，与一般的热泻、寒泻、脾虚泄泻不同，而是湿热困阻中焦，脾胃气滞的典型表现。胸闷身沉，胁腹胀满，也是湿热阻滞气机之症。口唇干裂，一般因阴虚燥热引起，但此处并非如此，结合脉舌诸症分析，而是湿热内阻、气不布津所致。嗜睡之症，乃因湿热内阻，清阳不升，浊阴不降，头目失养而起。脉象细弦滑数，舌苔腻而微黄，更是湿热内阻之象。故赵老治之，求其本，治其因，用青皮、柴胡、川楝子、黄芩、马尾连、焦三仙等，以清化湿热，疏畅气机，使湿热去，气机畅，便溏不爽、胁腹胀满等症自除。千万不可见症治症，不辨其因。若见腹泻则止泻，见唇干则润燥，往往自乱阵脚，动手便错。

肝经郁热克脾致五更泻：清化湿热，凉血解郁

唐某，男，46岁，1985年4月8日诊。左脉濡软且滑，按之弦而有力，右脉濡软，舌红，苔黄浮黑且干、根厚，化验尿素氮增高，晨起唾血，大便溏泄，全属热郁血分，阴分又伤，木郁克土，故晨起泄泻发作。

治法：清化湿热，凉血解郁，从本治疗。

处方：白茅根10克，竹茹6克，栀子6克，牡丹皮10克，白头翁10克，片姜黄6克，荆芥炭6克，黄芩10克，白芍10克，木瓜10克。6剂，每日1剂，

水煎，早、晚分 2 次，空腹服用。

【诊疗思路】晨泻又称"五更泻""黎明泄""鸡鸣泄"等，是指泄泻而每至黎明发作或加重的病证。自古以来，多数医家认为五更泻为肾阳不足、命门火衰所致，故以温补肾阳、涩肠止泻的四神丸为治疗的代表方剂。然赵老根据多年临床观察发现，五更泻并非皆因肾阳不足所致，而有不少患者是因肝经郁热克于脾土而起。关于五更泻的发病机制，解释也各不相同。有说黎明之时，阴寒之气最甚，故肾阳虚者病情易加重而使泄泻发作。有说黎明为厥阴尽而少阳升发之时，故易使肝木旺而过克脾土，导致晨泻。笔者认为，这两种理论似乎都有一定道理，但也只可作为对肾阳不足所致五更泻和肝经郁热所致五更泻的一种解释，并不能作为辨证的主要依据。究竟五更泻是因肾阳虚所致，还是肝木克土所致，只有对患者具体的脉舌症进行全面分析才能判定。本案患者晨泻而兼唾血，舌红而苔黄浮黑且干，显然非肾阳不足之证，而是血热阴伤之候。左脉濡软且滑，按之弦而有力，右脉濡软，更是肝郁脾虚湿阻之象。综合分析，判为肝经郁热克脾无疑，故用白茅根、竹茹、栀子、牡丹皮、白头翁、片姜黄、荆芥炭、黄芩、白芍、木瓜等，解肝郁，凉血热，燥脾湿，此为治本之法。

湿热蕴郁，气机不畅，头晕腹泻：升降分化，苦泄折热

王某，男，50 岁，1980 年 11 月 5 日诊。湿热蕴郁，气机不畅，舌红，苔白腻，脉象滑数，上则头目眩晕，下则大便泄泻。

治法：升降分化，苦泄折热。

处方：葛根 10 克，荆芥炭 10 克，防风 6 克，炮姜 3 克，马尾连 10 克，黄芩 12 克，伏龙肝（包）30 克，冬瓜皮 30 克，木香 5 克。6 剂，每日 1 剂，水煎，早、晚分 2 次，空腹服用。

【诊疗思路】本案患者上有头目眩晕，下有大便泄泻，舌红而苔白腻，脉象滑数，显为湿热内阻、气机升降失常所致，故以葛根芩连汤加减，苦寒清肠以坚欲伤之阴，升发清阳而缓下迫之急，利湿涩肠以止暴注之泻。可谓寒热并用，标本皆治，定然相得益彰。

习惯性便秘

大便经常秘结难解，排便间隔时间延长，多在3天以上，且无肠道器质性疾病和其他机械性阻塞者，称为习惯性便秘。中医学认为本病多由气机不畅和气血亏虚所致，临床上主要分肠道气滞、脾虚气弱、脾肾阳虚、阴虚肠燥等证型进行治疗。肠道气滞者临床主要表现为大便不畅，欲排不得，甚至小腹作胀，嗳气频作，舌苔白，脉细弦等；治宜行气通便。脾虚气弱者临床主要表现为大便秘结，临厕无力努挣，挣则汗出气短，面色萎黄或面白无华，神疲乏力，舌质淡，苔薄白，脉弱等；治宜健脾益气。脾肾阳虚者临床主要表现为大便秘结，面色萎黄或面白无华，时有头晕目眩，心悸，甚则小腹冷痛，小便清长，肢冷畏寒，舌质淡，苔白润，脉沉迟等；治宜温补脾肾，助运通便。阴虚肠燥者临床主要表现为大便干结，状如羊粪，口干少津，心烦，手足心热，舌质红，苔少，脉细数等；治宜滋阴润肠通便。

湿阻气滞致便秘：健脾燥湿，疏调胃肠

褚某，女，24岁，1984年1月12日诊。舌苔白腻，脉象沉滑，平素嗜食水果甜点，不喜吃菜，多年来大便黏腻不爽，四五日一行，排便费时，胃纳不佳，脘腹痞满，肛门坠胀，中西药物治疗，收效甚微。

治法：疏调胃肠。注意改变饮食习惯，少食甘甜，多吃蔬菜。

处方：升麻6克，生白术30克，枳壳10克。6剂，每日1剂，水煎，早、晚分2次，食后服用。服药兼调整饮食，2日后大便得下，6日后大便得畅。后仅以饮食调养。

【诊疗思路】本例患者正值年轻力壮之时，为何长期便秘呢？其证当属何种证型呢？从其便秘而兼脘腹痞满、肛门坠胀等症来看，显然有胃肠气滞。大便四五日一行而不燥，反而黏腻不爽，舌苔白腻，脉象沉滑，显然不是阴虚肠燥，而是有湿浊内阻。故综合分析，其证当属湿阻气滞型。那么，其湿从何而来？因未见外感之象，显然不是感受外湿，而是与其平素嗜食水果甜点有着密

切的关系。中医学认为，甘易生湿，湿易害脾而阻滞气机，使脾运不健，清浊升降失常，即清气不得正常上升，浊气不得顺利下降，故出现脘腹痞满、肛门坠胀、大便黏腻不爽等症。故治疗本证，当须健脾燥湿，升降气机，疏调胃肠，以达顺气通便之效。赵老方中，虽药仅三味，却充分体现了这一治疗方法。重用白术以健脾燥湿，助其运化；枳壳宽中下气而主降，以使肠中浊气糟粕下行；升麻升阳举陷而主升，以使清阳上升而除湿。三药合用，使脾胃健运，湿浊祛除，气机升降复常，大便自然易通易畅。然客观而论，本例治疗之所以疗效甚佳，还不单纯在于用药，饮食调整也起了相当重要的作用。若其饮食习惯不改，恐怕难收立竿见影之效。即使有效，也只能见效于一时，停药则易复发。因此，治疗习惯性便秘，即使用药对证，也只是治标而已，只有饮食调整，才是治本之法。

这里值得一提的是，目前有不少医生，临床上形成惯性思维，一见便秘，根本不详加辨证，不管大便干燥还是黏腻，不分湿阻还是燥结，动辄即用火麻仁、柏子仁等润肠通便，不效则增加药味，或增大剂量，甚则以大黄、番泻叶等峻猛之药苦寒攻下，结果往往效者寥寥，不效者甚多，治坏者亦不少。这样的医生若能从赵老此案得到启发，临床去掉惯性思维，遇每一患者都详加辨证，对证用药，则患者之大幸也。

肝肺郁热、阴血损伤致便秘：清泄肝肺，养血育阴

曹某，男，56岁，1981年4月8日诊。舌红苔白，两脉弦滑略数，自觉气短，心烦急躁，咽干呛咳，痰稠难出，胸胁不舒，经常大便干结，三四日一行。

治法：清泄肝肺，养血育阴。

处方：北沙参20克，麦冬10克，五味子10克，墨旱莲10克，女贞子10克，白芍15克，黑芝麻15克，川贝母粉（分冲）3克，黛蛤散（包）10克。6剂，每日1剂，水煎，早、晚分2次，空腹服用。

【诊疗思路】本例患者大便干结，三四日一行，肠中阴液亏损可知，治疗自然需养血育阴以润肠通便。然治病必须求本，该患者年龄尚壮，为何肠中阴液亏损？细究其因，则与肝肺郁热有关。肝肺郁热内扰上蒸，则可见心烦急

躁，咽干呛咳，痰稠难出，胸胁不舒等症；下灼肠道，则易使肠中津亏而大便燥结。舌红，脉象弦滑而数，也为肝肺有热之征。由此可见，患者所有症状，都与肝肺郁热有关，故治疗必须在清泄肝肺之热的基础上，滋阴养血润肠才能收功。赵老方中除用大队滋阴养液药物以润肠治标外，特加黛蛤散和川贝母，正是清泄肝肺以治本。若单纯滋阴养血润肠，不清肝肺之热，恐怕且滋且消，永难根治。

腰痛

中医学认为腰为肾之府，故引起腰痛的原因，除感受外邪或跌仆损伤外，很多情况下还与肾虚密切相关。临床上主要分寒湿腰痛、湿热腰痛、瘀血腰痛、肾虚腰痛等证型进行治疗。寒湿腰痛临床主要表现为腰部冷痛重着，转侧不利，阴雨天加重，舌苔白腻，脉沉等；治宜散寒祛湿，温通经络。湿热腰痛临床主要表现为腰痛处伴有热感，小便黄赤，舌苔黄腻，脉滑数等；治宜清化湿热，舒筋通络。瘀血腰痛多有腰部外伤史，临床主要表现为腰痛如刺，痛有定处且拒按，舌质紫暗或有瘀斑，脉沉弦或涩等；治宜理气活血，化瘀止痛。肾虚腰痛临床主要表现为腰部酸痛，遇劳则重，经久不愈，腿软乏力等。肾虚腰痛之偏于阳虚者，兼见畏寒肢冷、面色㿠白、脉沉迟、舌淡胖等，治以温补肾阳为主；偏于阴虚者，兼见五心烦热、口燥咽干、两颧潮红、舌红少苔、脉细数等，治以滋补肾阴为主。

湿热郁阻气机致腰痛：芳香宣化，苦泄折热

高某，女，55岁。

[初诊] 1984年9月3日。两脉细弦略滑，舌淡红而胖，苔白腻而滑，腰背作痛。湿热郁阻而气机不畅。

治法：芳香宣化，苦泄折热。

处方：旋覆花（包）10克，佩兰叶（后下）10克，黄芩10克，厚朴6克，草豆蔻3克，桑枝10克，半夏10克，陈皮6克。6剂，每日1剂，水煎，早、

晚分 2 次，空腹服用。

[二诊] 1984 年 10 月 8 日。舌苔白腻而厚，近日咳嗽痰多。热郁湿阻，肺气不宣，改用三子养亲汤治疗。紫苏子 10 克，莱菔子 10 克，白芥子 6 克，冬瓜子 10 克，半夏 10 克，杏仁 10 克，前胡 6 克，焦三仙各 10 克。6 剂，每日 1 剂，水煎，早、晚分 2 次，空腹服用。

[三诊] 1984 年 10 月 22 日。腰痛日久，气短乏力，舌苔白腻，两脉沉濡，治宜宣畅气机，活络疏风。旋覆花（包）10 克，片姜黄 6 克，紫苏子 10 克，莱菔子 10 克，白芥子 6 克，冬瓜子 10 克，羌活 3 克，独活 3 克，桑枝 10 克，海风藤 10 克。6 剂，每日 1 剂，水煎，早、晚分 2 次，空腹服用。

[四诊] 1984 年 10 月 29 日。舌苔白腻，脘腹胀满，腰痛且冷，行走不便。寒湿中阻，气机不畅，拟温化寒湿，以缓腰痛。独活 6 克，桑寄生 10 克，秦艽 10 克，防风 6 克，细辛 3 克，川桂枝 10 克，炮姜 5 克，茯苓 10 克。3 剂，每日 1 剂，水煎，早、晚分 2 次，空腹服用。

[五诊] 1984 年 11 月 5 日。腰痛渐减，腿软乏力，舌淡胖，苔白腻而滑润，下元不足，湿邪阻遏，治宜填补下元，通阳活络，以缓疼痛。独活 6 克，桑寄生 10 克，秦艽 6 克，防风 6 克，细辛 3 克，川桂枝 6 克，川芎 10 克，熟地黄 10 克。6 剂，每日 1 剂，水煎，早、晚分 2 次，空腹服用。

【诊疗思路】本案患者初诊见腰背作痛，脉象细弦略滑，舌淡红而胖，苔白腻而滑，显然以湿热郁阻气机为主，故用旋覆花、佩兰叶、黄芩、厚朴、草豆蔻、桑枝、半夏、陈皮等，芳香宣化、苦泄折热为主。四诊见腰痛且冷，脘腹胀满，舌苔白腻，显然乃寒湿中阻所致，故用独活、防风、细辛、桂枝、炮姜等，温化寒湿为主。五诊虽腰痛渐减，但腿软乏力，舌淡胖，苔白腻滑润，显然除寒湿阻遏经络之外，还有下元不足的一面，故治疗除用独活、秦艽、防风、细辛、桂枝等通阳活络以治标外，还兼用熟地黄、桑寄生等，补益肝肾、填补下元以治本。由此可见，中医治疗某病，并非一成不变地使用某方某法，而是随着病证的变化，随时调整治法方药。这也正是中医强调辨证论治的意义所在。

湿浊中阻、肝热内扰致腰痛：清化湿浊，兼以泄热

肖某，男，50岁，1984年11月12日诊。右脉沉细小滑，按之略数，左脉弦细且数，心烦急躁，夜寐梦多，舌红，苔白厚糙老，一身酸沉乏力，腰痛难忍，大便干结，二三日一行。湿热中阻，肝热内扰。

治法：清化湿浊，兼以泄热。

处方：荆芥炭10克，防风6克，独活6克，桑寄生10克，秦艽10克，蝉蜕6克，僵蚕10克，片姜黄6克，竹茹6克，焦麦芽10克。6剂，每日1剂，水煎，早、晚分2次，空腹服用。

【诊疗思路】该患者腰痛而兼心烦急躁，夜寐梦多，大便干结，身体酸沉乏力，脉沉弦细滑而数，舌红，苔白厚糙老，显然为肝热内扰、湿浊中阻、经络不通所致，故用荆芥炭、防风、独活、桑寄生、秦艽、蝉蜕、僵蚕、片姜黄、竹茹等，清化湿浊，兼以泄热，使湿去热透，经络疏通，则腰痛等症自除。

血虚阴伤、虚热内扰致腰痛：甘寒育阴，苦泄折热

张某，女，50岁，1984年12月3日诊。腰背酸痛，口燥咽干，左脉弦细小滑，右脉濡软，舌红少苔。血虚阴伤。

治法：甘寒育阴，苦泄折热。

处方：北沙参10克，肥玉竹10克，天花粉10克，知母6克，五味子10克，麦冬10克，远志肉10克，冬瓜皮10克，竹茹6克。6剂，每日1剂，水煎，早、晚分2次，空腹服用。

【诊疗思路】该患者腰背酸痛而兼口燥咽干，舌红少苔，左脉弦细小滑，右脉濡软，显然为肺肾阴虚、虚热内扰所致。故治以北沙参、玉竹、五味子、麦冬等，滋养肺肾之阴为主；兼以知母、竹茹等，苦泄以折其虚热。

下元不足、瘀血内阻致腰痛：填补下元，活络化瘀

赵某，女，43岁，1981年3月4日诊。左脉沉细且数，右脉细弦滑数，舌红且瘦少苔，腰痛年余，月经量少，色深有块。下元不足，瘀血内阻。

治法：填补下元，活络化瘀。

处方：桑寄生10克，女贞子10克，墨旱莲10克，木瓜10克，海风藤10克，防己10克，茜草10克，泽兰叶（后下）10克，地龙10克，当归尾10克。6剂，每日1剂，水煎，早、晚分2次，空腹服用。

【诊疗思路】该患者腰痛年余，月经量少，色深有块，脉象沉细弦滑而数，舌红瘦少苔，说明病证因下元不足、瘀血内阻所致。故治以桑寄生、女贞子、墨旱莲等，益肝肾而补下元；以茜草、泽兰叶、地龙、当归尾等，活络化瘀；以木瓜、海风藤、防己等，疏风活络。

感冒

感冒有普通感冒和流行性感冒之分。普通感冒即西医学所说的急性上呼吸道感染，是最常见的呼吸系统疾病，一年四季皆可发生。中医学认为其主要由人体卫外之气不固，又感受外界风邪而肺卫功能失调所致，故也称其为"伤风"。感冒的临床表现以鼻塞、流涕、打喷嚏、咽干而发痒、咽痛、咳嗽等上呼吸道症状为主，发热、恶寒、头晕、头痛等全身症状较轻。流行性感冒简称"流感"，多发于冬春季节，传染性较强，中医学称其为"时行感冒"。流感的临床表现以发热、头痛、全身酸痛、乏力等全身症状为主，鼻塞、流涕等上呼吸道症状较轻。由于四季气候不同，人体体质各异，感受外邪以后的反应有别，因而，从中医学角度划分，感冒又有风寒感冒、风热感冒、暑湿感冒、燥热感冒等不同的证型。此仅为单纯从感受外邪的角度划分的感冒类型。实际上临床所见的感冒并非如此简单，而是错综复杂。因此，临床诊断必须全面分析，详细辨别，不可生搬硬套。

风热感冒，肺胃蕴热：治以辛凉，佐以苦甘

杨某，女，24岁，1985年1月14日诊。前日外感，发热，体温38.3℃，自觉微恶风寒，少汗，鼻塞流涕，咽红肿痛，微咳，头晕口干，两脉浮滑且数。

治法：风热上犯，治以辛凉，佐以苦甘，防其加重。汗出避风，忌辛辣食物。

处方：薄荷（后下）3克，荆芥6克，淡豆豉10克，炒栀子6克，前胡6克，白茅根10克，芦根10克，连翘10克，辛夷（后下）6克，苍耳子10克，黄芩6克。3剂，每日1剂，水煎，早、午、晚分3次，空腹服用。

另：冰硼散1瓶，外用，每次少许吹喉，每日3次。

经以上内服药及外用药治疗，患者一日即汗出而恶寒解除，体温降至正常，咽痛减轻。3日后，诸症皆除。

【诊疗思路】本案患者，临床具有起病急骤、发热恶寒、鼻塞流涕、头晕咳嗽等急性上呼吸道感染的特征，故诊断为感冒。进而又见其具有发热明显、恶寒较轻、咽红肿痛、口干、脉象浮数等风热感冒的特征，故赵老诊其为"风热上犯"之证，采用辛凉佐以苦甘之法，也就是一般方书所说的辛凉解表法。赵老从温病学角度出发，为避免人们将其与辛温发汗解表法混淆，故常称其为辛凉清解法，不称其为辛凉解表法。究竟如何辛凉解表？长期以来，争论不休。不少医生认为，既然是辛凉解表，处方中就必须都用辛凉解表药，不可用辛温解表药，也不能用苦寒清里药。其实，这种认识是片面的。实际上，辛凉解表法并不是单纯通过辛凉解表药实现的，而是通过辛凉解表剂实现的。辛凉解表剂的组成，并不一定都用辛凉解表药，也不是不可使用苦寒清里药，只要所组方剂的整体作用不过于温散，不过于寒凉，而能达到很好的宣透肺卫、解表退热效果，都可以视为辛凉解表法的方剂。如《温病条辨》辛凉平剂银翘散中，就用了辛温解表药荆芥和淡豆豉；治疗燥热袭表的桑杏汤中，就用了苦寒清热的栀子皮。由此可见，在辛凉解表剂中，根据病情需要，适当配用点辛温解表药或苦寒清热解毒药，更有利于宣透肺卫、透邪解表、清热解毒。本案中赵老之用方也充分说明了这一点。其方中不仅用了辛凉解表药薄荷和辛凉透热解毒药连翘，也用了辛温解表药荆芥、淡豆豉、辛夷、苍耳子等，还用了苦寒清热解毒药栀子、黄芩，甘寒清热生津药芦根和清热凉血药白茅根等，但从整体来看，仍属于辛凉解表之剂，正符合《黄帝内经》所谓"风淫于内，治以辛凉，佐以苦甘"的配伍大法。

另外，从本例患者的临床表现来看，其与一般风热感冒所见单纯风热表证稍有不同，除见发热恶寒等卫表郁闭症状外，还有明显的咽红肿痛。感冒见咽红肿痛明显，往往是平素即有肺胃蕴热，或外邪入里化热所致。内有肺胃蕴热，最易招致外邪侵袭；外邪侵袭，又易使肺胃蕴热加重而化火生毒，故出现明显的咽红肿痛之症。这实际上是外感兼有内热的病证，治疗这样的病证，如果仅仅透邪解表，不清解肺胃蕴热，则往往汗出表解而热不退，或虽热退而咽喉肿痛不除。故赵老治之，并非单纯透邪解表，而是在透邪解表剂中，加入了苦寒清热解毒的黄芩、栀子等药，以清泄肺胃之热，解毒消肿利咽；而且还特意外用冰硼散吹喉，以加强局部清热解毒、消肿止痛功效。

感冒之病，看似小恙，但其诊治却并不简单，临证不仅要辨别风寒、风热等证候类型而确立不同的治法，而且在组方时，还要根据主症、兼症的不同而选择恰当的药物。除此之外，要想取得更好的疗效，还必须在用药剂量、煎药服药方法、饮食起居宜忌等方面倍加注意。赵老在案中指出"汗出避风，忌辛辣食物"，就是为提高疗效提出的重要医嘱。因服药汗出之时，卫表开泄，毛窍空虚，最易遭受风寒等外邪侵袭，而使病情复发或加重，故须特别注意避之。辛辣食物如辣椒、生葱、生姜、茴香、韭菜、蒜苗、咖喱等，具温热之性，虽有疏风除湿、温中散寒、开胃助食等多种功效，但对于内有蕴热的患者，特别是对内热化火生毒而咽喉肿痛的患者来说，却易助热上攻，使咽喉肿痛加重，故宜忌之。

还需要特别强调的是，按温病学卫气营血辨证来说，风热表证属于卫分证范围。清代著名温病学家叶天士曾在论述卫气营血治疗大法时强调指出："在卫汗之可也，到气才可清气。"正确理解叶氏所提卫分证治疗大法的含义，对于指导风热感冒的治疗具有十分重要的意义。首先，叶氏所谓"在卫汗之可也"，是针对风热等温邪侵袭肺卫而提出来的治法，与风寒之邪束表的辛温发汗法截然不同。风寒之邪束表，病机以寒遏表阳、毛窍闭阻为主，临床以恶寒重、发热轻、头身痛、无汗而脉浮紧等症为特点，故治疗当以麻黄汤之类的辛温解表方剂，辛温走窜，宣通表阳，逼汗外出，则风寒之邪随汗而解。风热之邪侵袭肺卫，病机以风热郁阻肺卫气机而兼有一定程度的郁热伤津为主，临床以发热重、恶寒轻、口微渴、咳嗽等为特点，故治疗当用银翘散、桑菊饮之类的辛凉解表方剂，辛以宣透肺卫之邪，凉以清解肺卫之热，使邪去热清，肺卫气机得畅则正汗自出。不用辛温发汗而使邪去热清而正汗自出，实为叶氏"汗之"的真正含义。其次，叶氏进一步指出的"到气才可清气"，在于强调邪在肺卫之表而未入气分之时，不可早用和过用寒凉之剂清泄气分里热，以免寒凉遏阻肺卫之气，使肺卫邪热不得及时外透，迁延病程，或损害脾胃，伤及无辜，使病情加重，坏证蜂起。这一告诫，至今仍具现实意义，我辈医者，切记为要。

风热感冒兼湿浊内阻：辛凉清解，佐以化湿

案例1：万某，女，26岁，1984年11月26日诊。外感风热，身热恶寒不明显，头晕头痛，微咳，中脘满闷不舒，舌边尖红，苔白腻根垢，两脉浮滑而数。

治法：辛凉清化。

处方：薄荷（后下）3克，桑叶10克，菊花10克，陈皮6克，竹茹6克，芦根10克，栀子6克，前胡6克。3剂，每日1剂，水煎，早、午、晚分3次，空腹服用。

【诊疗思路】本例临床表现虽发热不明显，但具有舌边尖红、脉浮滑而数等风热袭卫的特征，故仍可辨为风热之证，而不可辨为风寒。其之所以发热不明显，只是感受风热较轻之故。因其感受风热之邪较轻，卫气郁闭不重，故治疗不可用重剂。赵老此方，虽为辛凉解表之剂，但发散和清解之力都不强，特别是方中不用荆芥、淡豆豉等辛温发散之药，正是怕病轻药重而伤及无辜。

另外还值得注意的是，本例患者的病证并非单纯的风热之证。其临床表现除具舌边尖红等风热外袭的特征外，还见中脘满闷不舒、舌苔白腻根垢等症，这些都是内有湿浊之邪的特征，故辨证为风热挟湿。赵老在辨证中虽然没有明言风热挟湿，但在治法和用药中，都有所体现。其所谓"辛凉清化"就包括了辛凉疏散风热和清化湿浊双重含义。所用方中，除有薄荷、桑叶、菊花等药辛凉疏散风热外，还有芦根、陈皮等药，正是为了调畅气机，化除湿浊。芦根味甘、淡，性微寒，具有清热泄火、生津止渴、除烦止呕及利尿功效。其色白中空，最善入肺而宣畅肺气，肺气宣畅，则肺中痰浊脓瘀易除，邪热易透，全身津液易布，故可收清热生津之效。故治疗风热袭卫的银翘散中用了芦根，而

治疗肺痈的苇茎汤中甚至以芦根为君药。又肺主一身之气，为水之上源，肺气宣畅，则水道易通，水湿易除，故中医有气行则水行、气化则湿化之说，而著名温病学家叶天士治疗风热挟湿之证善用芦根，也正是利用其宣肺行水这一特长。

案例2：刘某，男，14岁，1984年12月10日初诊。近日感冒，头晕耳鸣，咳嗽，胸脘满闷，纳呆，舌苔白腻根厚，脉滑数。

治法：辛凉清解。

处方：佩兰（后下）10克，淡豆豉10克，炒栀子6克，前胡6克，杏仁10克，桑叶10克，菊花10克，芦根10克，焦麦芽10克。3剂，每日1剂，水煎，早、午、晚分3次，空腹服用。

[二诊]1984年12月17日。药后头晕耳鸣及咳嗽等症皆除，现仍胸脘满闷，纳呆，舌苔白腻，脉象濡滑，用疏调方法。旋覆花（包）10克，半夏6克，水红花子10克，焦麦芽10克。6剂，每日1剂，水煎，早、午、晚分3次，食后服用。

【诊疗思路】从本例感冒患者初诊的脉舌及症状来看，当属风热外袭、湿浊内阻之证。风热外袭，肺卫失宣，清阳被扰，故见头晕、耳鸣、咳嗽等症；湿浊内阻，胸脘气机不畅，故胸脘满闷而纳呆。舌苔白腻根厚，也是湿浊内阻之征。风热之邪感受于外界，而湿浊之邪又从何而来呢？这是医生必须弄清楚的一个问题，否则难以进行正确的治疗。湿浊之邪的来源较为特殊，既可感受于外界，又可产生于体内，这与风热、暑热等邪只感受于外界是不同的。感受于外界之湿，多见于夏末秋初湿热较甚季节；产生于体内之湿，多因饮食不节，损伤脾胃，使其运化水谷和水湿的功能失健所致。本例患者发病于北方冬季，而此时此地的气候特点往往是寒冷干燥，很少有湿邪，故其体内湿浊阻滞首先应当考虑由饮食不节所致，故治疗时除辛凉宣肺、疏散风热外，还当注意消食去积、化除内湿。赵老初诊于解表方中加焦麦芽消食和胃即是此意。二诊时，表证已解，独留体内湿浊，故不用解表之药，只用理气消食祛湿之品，更说明了这一点。二诊方中所用水红花子具有很好的消食化积、散血破瘀作用，故凡体内有食积、痰结、血瘀等症时，赵老常喜用之。

另外，赵老治疗此例患者，初诊与二诊所用服药方法不同，很有意义。因初诊用药，重在解表，故空腹服用，求其吸收快而走外；二诊用药，意在理气消食而祛内湿，故食后服用，求其助水谷消化和水湿运行。如此考虑周到，随证变法，值得我辈很好地学习。

湿重于热型感冒：宣郁化湿为主，清热为辅

史某，女，36岁，1983年10月24日诊。左脉弦细滑数，右脉滑数濡软，舌苔白腻，头重如裹，身热不甚，微恶风寒，脘腹胀满，恶心，胸闷气短，小便浑浊。湿郁不化，气机不畅。

治法：宣郁化湿，以退寒热。

处方：荆芥穗10克，淡豆豉10克，炒栀子6克，前胡6克，杏仁10克，芦根10克，半夏10克，大腹皮10克，冬瓜皮10克，茯苓皮10克，木香6克。3剂，每日1剂，水煎，早、午、晚分3次，空腹服用。

【诊疗思路】本例患者见头重如裹，身热不甚，微恶风寒，脘腹胀满，恶心，胸闷气短，小便浑浊，左脉弦细滑数，右脉滑数濡软，舌苔白腻等症，显然为湿热之邪阻滞内外，三焦气机不畅，表里同病，湿重热轻之证。湿热阻于卫表，卫气闭郁，故身热而微恶风寒。《黄帝内经》说："因于湿，首如裹"，故头重如裹正是湿蒙清阳的典型特点。湿热之邪，最易阻滞气机，不仅易困阻中焦脾胃，且易蒙上流下，弥漫三焦，使三焦气机不畅，水湿运行障碍。该患者临床所见，上有头重如裹，中有脘腹胀满，下有小便浑浊，正说明了这一点。

治疗湿热之证，关键要辨别湿与热的轻重，以决定化湿与清热力量的大小。本例患者身热不甚，而小便浑浊，舌苔白腻，显然是湿重于热。治疗湿重热轻之证，必须以祛湿为主，临床上往往见到湿去而热亦随之而去的现象，故中医有湿去而热不能独存之说。赵老治疗此证，以大队药物宣郁透湿及燥湿渗湿为主，佐以一味炒栀子清热为辅，正是遵循了这一原则。

中医祛湿方法很多，有辛温芳香、解表祛湿法，有苦温理气燥湿法，有淡渗利水祛湿法，还有易被人们忽视的宣肺祛湿法等。但需要注意的是，虽然这些方法都各自独立成法，各有代表药物，但临床治疗湿热病证时，却很少单独使用，而往往是数法相互配合，综合运用。因湿热之邪，祛之不易，治疗非常

棘手，不像寒邪一汗可解，也不像热邪一清可退，有人形容其如油入面，难分难解，故只有多种祛湿法巧妙配合，充分发挥其协同作用，才能使湿热从上中下等不同途径而解（即中医所说的分道而消），大大提高疗效。观赵老治疗此证的方药，用荆芥穗、淡豆豉等，辛温芳香，透邪解表，使湿热从体表而解；用半夏、木香等，理气畅中，促进脾胃运化以祛湿；用芦根、大腹皮、冬瓜皮、茯苓皮等，利水渗湿，使湿热从小便而去，真可谓多种祛湿法巧妙配合的典范。

这里尤其需要指出的是，赵老在方中用前胡和杏仁的问题。有不少初跟赵老学习的学生，一见方中用前胡、杏仁，首先想到的就是为了止咳。但很多情况下，患者即使不咳，赵老也用止咳药，学生就不解其意了。笔者读赵老研究生时，初跟老师临床，见这种情况，也是百思不得其解，还以为老师看病繁忙，大脑疲劳，导致用药不精。后来，特意抽时间就此问题向老师请教，才得知其中奥妙。原来，前胡、杏仁等止咳药，都有很好的宣降肺气作用，而肺气宣降正常，又对祛湿有重要作用。中医学认为，气与水湿的运行有着非常密切的关系，即气行则水行，气化则湿化，甚至有气化则湿热俱化之说。肺主一身之气，肺气的宣降与否，又对全身之气及水湿的运行有着决定性的影响，故又有肺为水之上源的说法。赵老此方中用前胡、杏仁等药，正是通过宣降肺气，促使上下表里气机通畅而助湿热分道而消，并不在于止咳。

苍耳子散加减治疗感冒鼻塞涕黄口臭

张某，男，40岁，1984年3月5日诊。原患三叉神经痛，用升降散加白芷等药治疗，头痛大减，但近日感冒之后，鼻塞涕黄，口臭，脉象滑数。

治法：疏风清热，通利鼻窍，用苍耳子散加减。

处方：辛夷3克，苍耳子10克，白芷（后下）6克，黄芩10克，佩兰叶（后下）10克。6剂，每日1剂，水煎，早、晚分2次，空腹服用。

【诊疗思路】本例患者主症为鼻塞涕黄，口臭，发生于感冒之后，且脉象滑数，显然为外感风邪化热，进而蕴蒸肺胃、壅塞鼻窍所致，治疗当疏风清热，通利鼻窍。苍耳子散由苍耳子、辛夷、白芷、薄荷等药组成，具有很好的疏风止痛、通利鼻窍功效，是治疗鼻炎、鼻窦炎等鼻窍疾病最常用的代表方剂，故赵老以其加减治之。原方疏风通窍之力虽强，但清热解毒之力不足，而本证涕黄口臭，显然肺胃蕴热较甚，故特加苦寒清热解毒力强之黄芩，以清泄肺胃之热。另外，将薄荷换成佩兰叶，也并非随意而为，而是具有深意。薄荷虽然性味辛凉，但发汗解表力较强，本证表证已解，不宜再发其汗，故特去之，以免汗多伤阴。佩兰叶气味芳香，化浊辟秽力强，善除口中酸、苦、甘、涩、臭等异味，本例患者有口臭之症，故特加佩兰叶治之。如此一加一减，看似简单，实乃不易。辨证实事求是，用药灵活变通，师古方之法而不泥其药，细微之处，足见名医大家之功夫。

风热袭表、痰热阻肺型感冒：宣肃疏解

李某，女，35岁，1984年3月14日诊。近日风热感冒，咽红且干，头晕胸闷，咳嗽有痰，舌红苔白，脉象浮数。

治法：宣肃疏解。

处方：紫苏叶6克，紫苏子6克，前胡6克，牛蒡子6克，杏仁10克，枇杷叶10克，芦根10克，连翘10克，白蒺藜10克，菊花10克。3剂，每日1剂，水煎，早、午、晚分3次，空腹服用。药后病愈。

【诊疗思路】本例感冒患者，症见咽红且干，头晕胸闷，咳嗽有痰，舌红苔白，脉象浮数等，显然既有风热袭表之象，又有痰热阻肺之征。赵老用紫苏叶、紫苏子、前胡、牛蒡子、杏仁、枇杷叶、芦根、连翘、白蒺藜、菊花等，辛凉疏解，宣肺化痰，药证相投，故效如桴鼓，3剂而愈。

辛凉轻宣法治小儿风热感冒

田某，男，1岁半，1984年12月10日诊。发热3天，少汗，微咳，时有手足抽搐，舌苔薄白，脉象浮滑而数。

治法：辛凉轻宣。

处方：薄荷（后下）1克，蝉蜕3克，僵蚕3克，炒牛蒡子3克，芦根10克。3剂，每日1剂，水煎，早、午、晚分3次，空腹服用。

药后热退风息，诸症皆除。

【诊疗思路】本案叙症简单，没有自觉之症，皆为他觉之症，乃因婴幼儿不能自诉其苦所致，这就是儿科的重要特点之一。小儿不仅脏腑娇嫩，肌肤薄弱，藩篱不固，易感外邪为患，且患病之后，往往难以诉说，给诊断带来极大困难，故儿科又有"哑科"之称。儿科治疗用药也难于成人，药稍呆腻，即碍胃气，用药稍重，即伤气血，故自古医家叹曰：病难治者，莫如小儿。更有医者云：宁治十男子，不治一妇人；宁治十妇人，不治一小儿。诊治小儿之难，由此可见一斑。

从赵老诊治该患儿的情况来看，虽然不能得其主诉，难知其恶寒如何，给辨证增添了一定的困难，但根据其少汗、苔薄白、脉浮滑而数等症状，仍可辨为风热表证，而不可辨为风寒表证，也不可辨为气分或营血分之里热证。即使其时有手足抽搐，也并非里热炽盛，而是因卫气闭郁、邪热不透所致。因小儿脏腑娇嫩，不耐邪热，故卫分之热即可引动肝风。治疗卫分发热动风之证，贵在轻宣肺卫，即赵老所谓"辛凉轻宣"，使肺卫疏通，邪热及时外透，自可收息风止痉之效。若邪在卫分而过用寒凉清里，则易遏阻表气，使邪热不得外透，反而逆传入内，加重病情。赵老所处之方，用薄荷、蝉蜕、僵蚕、牛蒡子、芦根等药，看似平淡无奇，但却得法对证，上药俱为轻清之品，有宣通肺卫之长，无寒凉遏阻之弊，正符合"风淫于内，治以辛凉"和"治上焦如羽"之旨，故药后效如桴鼓，真不愧为"平正轻灵"之名医。

急性支气管炎

急性支气管炎是常见的呼吸系统疾病之一，多由病毒或细菌感染引起，往往继发于感冒之后。物理和化学性刺激，如过冷空气、粉尘及某些刺激性气体等，也可引起发病。临床表现以咳嗽、咳痰为主，全身症状较轻，可有轻微恶寒、发热、头痛、全身酸痛等症。病程一般较短，发热和全身酸痛等症可于三五日消退，咳嗽有时可延至数周方愈。中医学认为本病属于外感咳嗽，主要病因是感受风邪，或兼寒、兼热、兼燥，病位在肺，临床上主要分风寒咳嗽、风热咳嗽、燥热咳嗽等证型。风寒咳嗽临床主要表现为咳嗽频频，声音重浊，咳稀薄白痰，伴恶寒，或发热，无汗，鼻塞，流清涕，舌苔薄白，脉浮弦或浮紧等；治疗宜发散风寒，宣肺止咳。风热咳嗽临床主要表现为咳嗽气粗，或咳声嘶哑，痰白黏或黄稠，咳吐不利，鼻塞，流黄涕，咽红疼痛，口微渴，或有发热，微恶风寒，舌边尖红，苔薄白或黄白相兼，脉浮数等；治疗宜疏散风热，宣肺止咳。燥热咳嗽临床主要表现为干咳无痰，或痰少而黏稠，咳出不利，咳声尖锐，或伴发热，微恶风寒，咽干而痒，口鼻干燥，皮肤干燥，舌边尖红，苔薄白而干，或薄黄少津，脉细数等；治疗宜疏散燥热，润肺止咳。

杏苏散加减治风寒咳嗽

案例1：刘某，男，25岁。

[初诊] 1984年12月3日。感冒后咽痒咳嗽，西医诊为急性支气管炎，服西药抗生素消炎，月余未效，反而加重，痰多色白，舌淡红，苔白微腻，脉象弦滑。

治法：肃降化痰。

处方：紫苏叶10克，紫苏子10克，前胡6克，杏仁10克，半夏10克，陈皮6克，枇杷叶10克，远志肉10克，焦三仙各10克。6剂，每日1剂，水煎，早、晚分2次，空腹服用。

[二诊] 1984年12月10日。咽痒咳嗽明显减轻，咳痰减少，再以宣肃化痰方法治之。紫苏叶6克，紫苏子6克，前胡6克，杏仁10克，炒牛蒡子6克，莱菔子10克，枇杷叶10克，白前6克，焦三仙各10克。6剂，每日1剂，水煎，早、晚分2次，空腹服用。药后病愈。

【诊疗思路】本例患者之感冒后咳嗽，西医诊为急性支气管炎，但患者服西药抗生素月余，咳嗽不仅未见减轻，反而加重。这种情况，在临床上常常见到，细究其原因，主要有二：一是感染耐药菌，对常用的抗生素不敏感；二是患者感染病毒，根本不是感染细菌，故用抗生素不仅无效，反而有可能使病情加重。对于这样的情况，无论是细菌感染，还是病毒所致，用中医药治疗，只要辨证准确，用药对证，都有非常好的疗效。从本例患者的脉舌和症状来看，显然为感受风寒所致，故赵老使用杏苏散加减治疗。患者服药6剂就见到显著效果，再服 6 剂则病获痊愈。

杏苏散由杏仁、紫苏叶、半夏、陈皮、茯苓、前胡、桔梗、枳壳、甘草、生姜、大枣等药组成，具有宣肺化痰、发散风寒及凉燥之邪的功效。原为清代名医吴鞠通《温病条辨》中治疗凉燥咳嗽的方剂，但后世也多用其治疗风寒咳嗽轻证。目前，凡上呼吸道感染、流行性感冒、急慢性支气管炎、支气管扩张、肺气肿等疾病引起的咳嗽，中医辨证属凉燥或风寒轻证者，用之加减治疗，都有很好的效果。

案例 2：朱某，男，67 岁，1984 年 12 月 10 日诊。感冒后引发急性支气管炎，咽痒咳嗽，痰多色白，咳甚则痰带血丝，用西药抗菌消炎而效果不佳，月余不愈，舌淡红，苔白，脉象细弦。

治法：宣肃化痰。

处方：紫苏叶 6 克，紫苏子 6 克，前胡 6 克，杏仁 10 克，半夏 10 克，陈皮 6 克，炒牛蒡子 6 克，白茅根 10 克，芦根 10 克。6 剂，每日 1 剂，水煎，早、晚分 2 次，空腹服用。药后诸症大减，再服 6 剂病愈。

【诊疗思路】感冒后引发急性支气管炎，属于中医外感咳嗽的范畴，多因感受风寒、风热、燥热等外邪所致，临床诊治的关键是必须先辨清外邪的性质，然后才能确立正确的治法和方药。该患者咳嗽痰多色白，舌淡红，苔白，脉象细弦，显然热象和燥象都不明显，而是感受风寒所致，故赵老用杏苏散加减，以发散风寒，宣降肺气，化痰止咳。本病虽然西医诊断为急性支气管炎，但赵老治之并未重用清热解毒之药，而只是用紫苏叶发散风寒，紫苏子、半夏、陈皮、前胡、杏仁等宣降肺气。风寒外散，肺气宣降正常，痰去咳止，不消炎而炎症自消。由此可见，在中医临床治疗过程中，必须坚持辨证论治的基本原则，千万不可照搬见炎症就消炎的西医思维模式。

宣肃化痰止咳治风寒痰湿咳嗽

王某，男，29 岁，1984 年 10 月 8 日诊。感冒发热虽退，但咽痒咳嗽，痰白，半月多未愈，西医诊为急性支气管炎，舌淡红，苔白，脉弦细。

治法：宣肃化痰止咳。

处方：紫苏叶 10 克，紫苏子 10 克，前胡 6 克，杏仁 10 克，炒牛蒡子 10 克，金沸草 10 克，莱菔子 10 克。6 剂，每日 1 剂，水煎，早、晚分 2 次，空腹服用。

【诊疗思路】从本例急性支气管炎患者咽痒咳嗽、痰白、舌淡红、苔白、脉弦细等症状及脉舌象来看，其也属于风寒及痰浊阻闭肺气所致，故赵老仍以发散风寒、宣降肺气、化痰止咳之法治之。方中主要以辛温解表之紫苏叶发散风寒之邪；以紫苏子、莱菔子、前胡、杏仁等，宣降肺气，化痰而止咳。所用金沸草，即旋覆花的全草，性味与旋覆花相同，咸辛而温，功效长于发散风寒，温化痰湿，是治疗风寒痰湿咳嗽要方金沸草散的主药。

痰湿、痰热咳嗽：宣化、清化有别

陈某，女，48 岁。

[初诊] 1983 年 11 月 14 日。舌淡胖齿痕，苔白腻，两脉沉滑，感冒后咳嗽月余不愈，痰多色白，纳差腹胀，血虚气弱，痰浊阻肺。

治法：宣肃化痰。

处方：前胡 6 克，紫苏子 10 克，杏仁 10 克，莱菔子 10 克，白芥子 6 克，冬瓜子 10 克，防风 6 克，焦三仙各 10 克，槟榔 10 克，大腹皮 10 克。6 剂，每日 1 剂，水煎，早、晚分 2 次，空腹服用。

[二诊] 1983 年 11 月 21 日。脉象沉软，咳嗽减轻，前方进退。前胡 6 克，紫苏子 10 克，杏仁 10 克，枇杷叶 10 克，莱菔子 10 克，白芥子 5 克，冬瓜子 10 克，焦麦芽 10 克。6 剂，每日 1 剂，水煎，早、晚分 2 次，空腹服用。

[三诊] 1983 年 11 月 26 日。咳痰渐减，脉濡滑，前方加减。紫苏叶 6 克，紫苏子 6 克，前胡 6 克，杏仁 10 克，半夏 10 克，陈皮 6 克，冬瓜子 10 克，晚蚕沙 10 克，菊花 10 克。6 剂，每日 1 剂，水煎，早、晚分 2 次，空腹服用。

[四诊] 1983 年 12 月 12 日。脉沉软，按之略数，近日头晕，咳痰黄稠，口苦心烦，始于感冒，痰浊化热，拟芳香宣解，清化痰热。佩兰（后下）10 克，紫苏叶 6 克，半夏 10 克，陈皮 6 克，厚朴 6 克，焦三仙各 10 克，黄连粉（分冲）2 克，竹茹 6 克。6 剂，每日 1 剂，水煎，早、晚分 2 次，空腹服用。

【诊疗思路】本例患者素体气血虚弱，故感冒后咳嗽月余不愈，但目前症状毕竟是以外感咳嗽为主，故赵老根据中医急则治标、缓则治本的原则，先用理气化痰或清化痰热等方法以治标。初诊因其痰多色白，舌苔白腻，痰湿为重，故以三子养亲汤加减，理气化痰为主。四诊见咳痰黄稠，口苦心烦，显然为痰浊化热所致，故用二陈汤配黄连、竹茹等，以清化痰热。由此可见，不仅同一种病因患者体质不同，证候性质不同，则治法不同；即使同一个人，同一种病，也往往先后治法不尽相同。因为随着病程的发展，其证候性质常常会发生变化，治法方药也必须随之变化。这也是中医辨证论治的特点之一。

肝火犯肺咳嗽：泄肝火，化痰热，宣肺止咳

王某，男，33岁，1980年10月29日诊。感冒后咳嗽两个月不愈，服西药抗菌消炎，中药宣肺祛痰止咳，均效果不佳，咳痰白黏难出，咳甚则痰带血丝，小溲色黄，心烦急躁，面目红赤，两脉弦滑数而有力，舌红苔白。属木火刑金。

治法：泄肝火，化痰热，宣肺止咳。

处方：前胡6克，紫苏子10克，杏仁10克，黄芩10克，莱菔子10克，冬瓜子30克，白茅根20克，芦根20克，连翘10克，大青叶20克，生石膏（先煎）10克，紫苏叶6克。3剂，每日1剂，水煎，早、晚分2次，空腹服用。

【诊疗思路】本例患者感冒后咳嗽两个月不愈，服西药抗菌消炎，效果不佳，其可能并非细菌感染所致，或为某种耐药菌感染。服中药宣肺祛痰止咳，效果不佳，往往也是因为辨证不清、药不对证所致。赵老根据其咳痰白黏难出、甚则痰带血丝、小溲色黄、心烦急躁、面目红赤、两脉弦滑数而有力、舌红等脉舌象之表现，辨证为木火刑金之证，即肝火犯肺之证，故治疗不仅用前胡、紫苏子、杏仁、莱菔子、冬瓜子等药宣肺祛痰止咳，生石膏、白茅根、芦根、连翘等清泄肺热，还注重清泄肝火以救肺。如方中所用大青叶，性味苦而大寒，善入肝经而清肝泄火，凉血解毒，治疗肝经热毒炽盛影响心肺等而引起的出血、发斑、痄腮、颜面丹毒、咽喉肿痛、口舌生疮、咳嗽等病证。当然，苦寒之黄芩，除具有很好的清肺作用外，也善清肝火，与大青叶相配，更可增强清泄肝肺的效果。

咳嗽痰多热轻：宣肺祛痰为主，佐以清热

郭某，男，43岁，1984年10月8日诊。左脉濡滑、沉取弦细略滑，右脉

寸关滑软，舌苔白，心烦急躁，夜寐梦多，头目沉重，感冒后咳嗽痰多，色白黏稠难出，经久不愈。

治法：宣郁化湿，苦泄折热。

处方：紫苏叶10克，紫苏子10克，前胡6克，杏仁10克，半夏10克，陈皮6克，枇杷叶10克，莱菔子10克，冬瓜子10克，焦三仙各10克，黄芩10克。5剂，每日1剂，水煎，早、晚分2次，空腹服用。

【诊疗思路】本例患者虽咳嗽痰白，但黏稠难出，仍为痰热之象，不可见白痰都认为是寒痰。再结合心烦急躁等症，更是辨痰热无疑。治疗痰热阻肺，也当辨痰与热的多少轻重，并采取不同的治法。如热重而生痰者，治疗自当以清热为主，佐以祛痰；痰多而热轻者，治疗又当以祛痰为主，佐以清热，不可过用寒凉清热，以免遏阻肺气，不利于祛痰。本例患者之痰热阻肺，为痰多热轻之证，故赵老治之，用紫苏叶、紫苏子、杏仁、半夏、陈皮等药，宣肺化痰为主，而苦泄折热主要用黄芩而已。虽然前胡、枇杷叶之性味也为苦寒，但其寒性不大，主要功效不在折热，而在于宣降肺气，透热外出。可见中医治病，理法方药处处讲究，临床辨证论治若能如此精细入微，疗效必然胜人一筹。

痰阻热郁咳嗽：宣降肺气，清化痰热

赵某，女，38岁，1984年3月5日诊。感冒后咳嗽痰多色白，夜寐不安，胸胁闷胀，咳甚则胸胁作痛，六脉弦滑，舌红，苔白而滑润，一派痰阻而郁热上蒸之象。

治法：肃降化痰。

处方：紫苏叶10克，紫苏子10克，前胡6克，杏仁10克，莱菔子10克，竹茹6克，半夏10克，川楝子6克，瓜蒌10克，黄芩10克。6剂，每日1剂，水煎，早、晚分2次，空腹服用。

【诊疗思路】患者见咳嗽痰多色白，胸胁闷胀，咳甚则胸胁作痛，夜寐不安等症，又见六脉弦滑，舌红，苔白而滑润，皆为痰阻热郁、气机不畅，尤其是肺气宣降失常所致，故赵老主要以宣降肺气、清化痰热之法治之。宣降肺气的药物很多，如麻黄、杏仁、桔梗、旋覆花、枇杷叶、前胡、芦根等，赵老都常使用，但在风邪外束、痰浊内盛而肺气宣降失常时，赵老最喜用紫苏叶与紫苏子相配治之。紫苏叶与紫苏子，虽同出于一物，性味俱为辛温，但因其部位不同、质地不同、升降之性不同而功效不一。紫苏叶质地轻扬，善于向外宣散，宣通肺卫、祛风解表力较强，故最适用于风邪外束而肺气郁闭、表气不畅者。紫苏子质地沉重滑利，善于降气化痰，故最适用于痰浊内盛而肺气壅塞、喘憋胸闷、咳嗽痰多者。本例患者，感冒之后，肺卫之气受遏，日久外邪化热入内，炼液为痰，痰浊壅盛，更加阻塞肺气，肺气不得下降，故见咳嗽痰多，胸胁胀闷等症。此时治疗，既需用紫苏叶宣通肺卫而祛无形之风邪，又需用紫苏子祛有形之痰而肃肺降气，故用二者外宣内降，可谓绝配。

另外，因外邪化热入内，与痰浊相结，乃为痰热，故治疗时不仅需要化其痰，还需清其热，故赵老在用紫苏子、莱菔子、半夏等大量辛温化痰药的同时，加入黄芩、竹茹、瓜蒌等寒凉之药，以清热化痰。寒温之药并用，使化痰而不助热，清热而不阻气，也为妙配。

还有，本例患者所见夜寐不安，乃因痰热阻肺而夜间频频咳嗽所致，故治疗不必专门用安神药安神促寐，只需宣通肺气，清化痰热，使痰热去而咳嗽止，则寐可自安。

咳嗽胸闷：当从舌脉辨寒热

张某，男，12岁，1981年3月18日诊。感冒后咳嗽白痰，月余不愈，胸闷，两脉濡滑略数，舌淡红而胖，苔白腻而滑，湿郁不化，过用凉药。

治法：当需宣发。

处方：紫苏叶6克，紫苏子6克，前胡6克，杏仁10克，半夏10克，陈皮6克，芦根20克。6剂，每日1剂，水煎，早、晚分2次，空腹服用。

【诊疗思路】肺主气，司呼吸，外合皮毛，而正常的呼吸，有赖于肺气的正常宣发和肃降。该患者感冒之后，肺气被郁，治疗本应以辛散之药宣通肺气为主，以使邪气外出而解，然前医过用寒凉之药，闭郁肺气，致使凉遏于外，湿停于内，故咳嗽白痰月余不愈。临床辨证，是寒是热，有无气郁，除分析患者的自觉症状外，望舌切脉亦非常重要。如该患者咳嗽胸闷，显然有肺气郁闭，但究竟是痰热壅肺所致，还是痰湿阻肺而起，就需要从舌和脉来定夺。其舌淡红而胖，苔白腻而滑，脉象濡滑，皆为痰湿内阻之象。其脉兼有数象，也为凉药阻遏而痰湿郁而不化、邪热不得外透所致，故赵老治之，用紫苏叶、紫苏子、杏仁、前胡及二陈汤加减，重在理气宣肺，化湿祛痰，使肺气宣通，痰湿祛除，邪热自透。

高血压突患咳嗽痰多：急则治标

刘某，女，62岁，1985年1月21日诊。素有高血压，服西药降压，经常头晕，感冒之后，头晕又加，血压150/90毫米汞柱，身热虽退，但周身酸软乏力，胸闷心烦，咳嗽白痰颇多，舌红苔白，脉象滑数，西医诊为急性支气管炎，但服消炎止咳西药，效果不佳，近两个月不愈。

治法：宣肃化痰，清泄郁热。

处方：紫苏叶10克，紫苏子10克，牛蒡子6克，前胡6克，杏仁10克，黄芩10克，白茅根10克，芦根10克，枇杷叶10克，炒栀子6克，淡豆豉10克，竹叶3克，竹茹3克。6剂，每日1剂，水煎，早、晚分2次，空腹服用。

【诊疗思路】中医治病，既强调"治病求本"的原则，又注重"急则治标、缓则治本"的策略。本例患者旧有高血压，感冒后又引发急性支气管炎，赵老治之，以宣肃化痰、清泄郁热而治疗急性支气管炎为主，正是充分体现了中医急则治标、缓则治本的重要策略。另外，从患者的症状表现来看，既有邪热壅肺的咳嗽痰多等症，又见周身酸软乏力等气虚之候，但赵老治之，用紫苏叶、紫苏子、牛蒡子、前胡、杏仁、黄芩、白茅根、芦根、枇杷叶、炒栀子、淡豆豉、竹叶、竹茹等药，重在宣肺清热祛邪，未用补虚之药，意在使邪去正安，也是"治病求本"的体现。

慢性支气管炎

慢性支气管炎主要是由于人体抗病能力降低，支气管黏膜长期受到寒、燥、烟、尘等物理因素的刺激而发生的慢性炎症。由细菌、病毒引起的急性支气管炎未及时治疗，或治疗不当，也可以转变为慢性支气管炎，但较少见。本病一年四季均可发病，但以秋冬为重。临床上以长期咳嗽、咳痰为主要症状，痰呈白色黏液泡沫状，黏稠难出。在感染或受寒后，症状迅速加剧，痰量增多，黏度增加，或变为黄色脓性痰，有时痰中可带血丝。每年发病至少持续3个月，并至少连续发作2年者，方可诊断为本病。中医学认为慢性支气管炎相当于内伤咳嗽，病位主要在肺、脾和肾。临床上主要分虚寒、痰湿、痰热、肺燥等证型。虚寒型临床主要表现为咳嗽，痰多色白清稀，或伴喘息，动则气喘更甚，四肢及背部冷感，尿频，腰酸腿软，口淡不渴，或喜热饮，舌淡胖嫩，苔白滑润，脉沉细无力等；治疗宜温化痰饮。痰湿型临床主要表现为咳嗽，痰多色白，或稀或稠，或伴喘息，胸闷，肢体困重，口淡发黏，脘痞腹胀，大便溏，舌苔白腻，脉濡滑等；治疗宜燥湿健脾，化痰止咳。痰热型临床主要表现为咳嗽，痰黄黏稠，胸闷气短，或喘息，口渴，喜冷饮，小便黄，大便秘，或伴发热，舌苔黄或黄白相兼，脉弦滑或数；治疗宜清热化痰。肺燥型临床主要表现为干咳无痰，或痰少黏稠而难咳出，口鼻干燥，大便干，舌质红而少津，少苔或无苔，脉细弦或数等；治疗宜滋阴润燥止咳。另外，还须强调的是，慢性支气管炎发作期，以止咳、祛痰等治标之法治疗为主；若在缓解期，则应以健脾、补肾等固本之法预防为主。若慢性支气管炎急性发作，出现急性支气管炎的证候，又当参照急性支气管炎辨证治疗。

肺肾气阴两虚而咳嗽痰稠：滋补肺肾，化痰止咳

李某，女，70岁，1983年11月14日诊。慢性支气管炎多年，咳嗽反复发作，秋冬为重，每年持续数月不愈。今年入秋则咳嗽频发，痰稠难出，伴有短气喘促，动则加重，腰膝酸软，口干咽燥，舌红少苔，脉细数无力，乃老年肺肾两虚。

治法：滋补肺肾，化痰止咳。

处方：款冬花10克，紫菀6克，前胡6克，甜杏仁10克，白前3克，炙枇杷叶10克，五味子6克，熟地黄15克。6剂，每日1剂，水煎，早、晚分2次，空腹服用。

【诊疗思路】本案患者年老体弱，咳嗽多年，秋冬为重，每年持续数月不愈，为慢性支气管炎无疑。虽伴喘促，但与支气管哮喘不同。支气管哮喘发作

多因外邪袭肺诱发，起则喘憋较甚，呼吸气粗，多为实证；慢性支气管炎而喘促者，多因肺病及肾或肺肾两虚所致，往往伴有气短乏力，腰膝酸软等症，且具劳累则发或动则加重的特点。肺肾两虚又有肺肾阴虚、肺肾气虚、肺肾气阴两虚等证候的不同。肺肾阴虚咳嗽者，多兼潮热盗汗，五心烦热，口干咽燥等症；肺肾气虚咳嗽者，多兼气短乏力，自汗肢冷等症。本例咳嗽患者，既兼口干咽燥，又兼气短乏力，且舌红少苔，脉细数无力，显然不是单纯的肺肾阴虚，也非单纯的肺肾气虚，而是肺肾气阴两虚之证，故赵老治之，用五味子和熟地黄相配，既可补肺肾之气，又可养肺肾之阴，可谓肺肾气阴双补。肺肾气阴充足，则既有利于祛痰止咳，又有利于纳气敛气平喘，实为治本之法。然肺肾气阴两虚，并非一朝一夕形成，故补益肺肾气阴也非短期内可以收功，毕竟患者现在的痛苦是咳嗽有痰，且痰稠难出，故治疗急需祛痰止咳而治标。赵老方中虽用五味子和熟地黄以补益肺肾气阴，但纵观全方，其并非方中主药，而款冬花、紫菀、前胡、甜杏仁、白前、枇杷叶等大队宣肺化痰之药，才是方中主药。可见，赵老此方的特点，实为标本兼治，而又以治标为主，治本为辅，这也是慢性支气管炎发作期治疗最常用的方法。

　　另外，无论是慢性支气管炎，还是急性支气管炎，见咳嗽有痰，总需宣肺化痰止咳，这是其共性，但在用药方面却不尽相同。因急性支气管炎多为实证，病势较急，病程较短，治疗以祛邪为主，故宜速战速决，用药多较峻猛；慢性支气管炎多为虚实夹杂之症，病势较缓，病程较长，治疗既要祛邪，又要扶正，难以速战速决，故用药以平和为上，不宜峻猛，以免邪气未去而先伤人体正气。赵老治疗本例患者，不用麻黄、紫苏子、苦杏仁等药止咳化痰平喘，而用款冬花、紫菀、甜杏仁等，正是体现了中医治疗体虚而久咳的用药特点。麻黄、紫苏叶、紫苏子、苦杏仁等药，虽然宣肺、化痰、止咳力强，但其药性峻猛，辛散燥烈，久用则易耗散津气，故对于肺肾阴虚而久咳久喘者，不宜使用。款冬花、紫菀、甜杏仁等药，虽辛散宣肺、化痰止咳之力不及麻黄、紫苏叶、紫苏子、苦杏仁等药，但其药性较为平和，辛散宣肺而不耗气，化痰止咳而不伤阴，故对于体虚而久咳久喘患者，最为合适。

肝火灼肺而咳嗽痰黏：清泄肝肺，化痰止咳

案例：李某，女，45岁，1984年10月29日诊。平素喜食甘甜、辛辣及寒凉食物，近几年支气管炎常发，每年持续三个月有余。今年发作，病程也已超过三个月，西药抗菌消炎，中药宣肺化痰止咳、补益肺肾，皆效果不佳。左脉弦滑且数，右脉濡软且滑，舌红，苔白腻，咳嗽痰黏，或黄或白，胸闷，心烦急躁。

治法：清泄肝肺，宣肃化痰。忌甘甜、辛辣及寒凉食物。

处方：生紫菀3克，嫩前胡6克，川贝母3克，杏仁10克，枇杷叶10克，半夏10克，陈皮6克，远志10克，黛蛤散（包）10克，焦麦芽10克。6剂，每日1剂，水煎，早、晚分2次，空腹服用。

【诊疗思路】在中医临床上，很多医生一见到慢性支气管炎的患者，就很自然地想到久病多虚，久病及肾，治疗时不管是否真的有肺肾两虚的情况，都用补益肺肾之药，结果往往效果不佳，使病程迁延，本例患者久治不愈，就属此种情况。一般而言，慢性支气管炎确实多见虚证，很多患者临床表现除长期咳嗽咳痰外，多兼有动则气喘、腰膝酸软、潮热盗汗或肢冷畏寒等肺肾两虚的症状，但多见虚证并不等于每个患者的证候都是虚证，也有不少患者的病情表现为实证，故临床必须认真辨证，不可凭概率多少而轻率定论。本例患者病程虽长，咳嗽数月不愈，但并未见肺肾两虚之症，恰恰相反，从其脉舌和所见症状来看，皆为实证表现。如舌红，左脉弦滑且数，心烦急躁等症，说明肝经郁热内扰；右脉濡软且滑，苔白腻，咳嗽痰黏，或黄或白，胸闷等症，说明肺有痰热壅阻。肝在五行属木，肺在五行属金，木火最易刑金，即肝火最易伤肺。肝火灼肺，炼液为痰，痰热阻肺，肺失清肃宣降之常，而生咳嗽咳痰诸症，治疗本应清泄肝肺，化痰止咳，肝肺同治。若不清肝热，只是单纯宣肺化痰止咳，则肺难清肃；补益肺肾更是南辕北辙，岂能收功？故赵老治之，方中除用紫菀、前胡、川贝母、杏仁、半夏、陈皮、远志等大队宣肺化痰止咳药外，又用黛蛤散（青黛、蛤壳）清泄肝火以利肺。木火得清，不再刑金，肺热自然易退；肺热消退，不再炼液为痰，痰热自然易除。肝肺调和，痰热祛除，诸症自愈。

这里值得强调的是，赵老临床判断病证虚实，不仅注重病程长短和患者的主观症状，更注重脉诊舌诊等客观指标。赵老常说，辨证之虚实一定要以舌诊、脉诊等客观指标为准，而患者的主观感觉和病程长短只作参考，不可一见患者说乏力，或一见病程较长，就都认为是虚证。赵老此言，很有价值，愿中医临证者能谨遵而行。

另外，赵老临床治病之所以疗效卓著，除了与其辨证准确、用药精当有关外，还与其忌口严格关系密切。因为很多疾病的发生与加重，都与饮食密切相关。本例患者病情反复发作且久治不愈，就与其平素喜食甘甜、辛辣及寒凉食物有很大关系。中医学认为，多食甘甜之物，易生湿生痰，痰湿蕴结日久，又可化为痰热；多食辛辣之物，易生热化火，导致心肝或肺胃热盛；多食寒凉之物，易遏阻气机，使痰热内火难以透泄。这些致病的不良饮食因素不去除，恐怕该患者的慢性咳嗽永远难于治愈。故赵老特别嘱咐其忌甘甜、辛辣及寒凉食物，可以说这是保证药物治疗效果的关键一环，千万不可轻视。

食寒饮冷伤肺胃而咳：宣肺和胃止咳

吴某，女，12岁，1980年9月17日诊。近两年咳嗽反复发作，今年咳嗽已半年未愈，中西药物治之，不是清肺，就是补益，但皆收效甚微。喜唾涎，纳差食少，脉象濡软，沉取弦细且数，舌苔白。寒食冷饮，肺胃受伤，热郁于内。

治法：宣肺和胃止咳。饮食当忌寒凉。

处方：生紫菀6克，前胡6克，白前10克，杏仁10克，焦三仙各10克，钩藤（后下）10克。10剂，每日1剂，水煎，早、午、晚分3次，空腹服用。药后未来再诊。患者家属告知，诊后遵照医嘱，忌食寒冷，胃纳改善，咳嗽已愈。

【诊疗思路】现在提到支气管炎咳嗽的原因，很多医生只考虑肺受外邪的侵袭，很少想到饮食的影响。然中医学最早的经典巨著《黄帝内经》就不仅重视风寒之邪对肺的直接侵袭，也非常重视饮食对肺的间接影响。如《素问·咳论》说："其寒饮食入胃，从肺脉上至于肺则肺寒，肺寒则外内合邪，因而客之，则为肺咳。"由此可见，过度饮食寒凉，不仅容易直接伤胃而影响消化功能，导致纳差食少等症，而且还可以间接伤肺。肺气受伤，则又易招致风寒等外邪侵袭，内外合邪，则咳嗽频作。若平时不忌寒冷饮食，则咳嗽很难治愈。该幼女咳嗽反复发作，并见纳差食少等症，半年不愈，就是例证。面对这样久咳不愈的患者，多数医生不是重用寒凉药物以清肺热，就是多用补益药物以扶正气，但皆收效甚微。赵老治之，只是用紫菀、前胡、白前、杏仁、焦三仙等很普通的药物宣肺和胃止咳，看似非常简单，却收到了非常好的效果，原因何在呢？诀窍首先在于嘱其"饮食当忌寒凉"。当然，能开出对证的处方也功不可没。赵老开出此方，看似简单，实则非常不简单。因为面对如此久治不愈的病证，能开出如此平淡之方，非有真知灼见的名医很难做到。赵老常说，临床治疗用药的关键，不在于药味多，也不在于药量重，而在于用药切合病证性质，用量符合病情轻重。他还常以开锁来比喻治病用药：说治病用药就像用钥匙开锁一样，若钥匙用对了，轻轻一拨，锁就开了，并不需要用多大力量；若钥匙不对，则越用力越不行，不仅打不开锁，还容易把锁弄坏。老师这一比喻非常生动而贴切，学生常记不忘，受益匪浅。

阴虚血热而咳嗽痰黄：凉血育阴，清肺止咳

葛某，女，66岁，1984年3月5日诊。患慢性支气管炎十余年，近来咳嗽痰黄，胸闷，夜寐不安。另有下肢青紫瘀斑时常发作，六年未愈。舌苔白而浮黄，根厚糙老，脉象细滑而数。乃老年阴血不足，肺失肃降。

治法：凉血育阴，清肺止咳。

处方：银柴胡6克，杭白芍10克，当归10克，墨旱莲10克，女贞子10克，生地黄10克，白头翁10克，阿胶（烊化）10克，黄芩10克，焦三仙各10克，川贝母粉（分冲）3克。6剂，每日1剂，水煎，早、晚分2次，空腹服用。

【诊疗思路】从该患者临床表现来看，咳嗽痰黄、胸闷等症，为痰热壅肺、肺失肃降之征；下肢瘀斑、夜寐不安等症，为阴虚血热之象。气分实热，血分阴虚，二者互为影响。气分肺热不清，则易伤血分之阴；血分阴伤，则气分肺热难清。故赵老治之，用黄芩、川贝母等药清化痰热，肃降肺气以止咳；用银柴胡、杭白芍、墨旱莲、女贞子、白头翁、阿胶等药凉血育阴以化斑。气血同病而气血同治，则可相辅相成。

支气管哮喘

支气管哮喘是常见的一种肺部过敏反应性疾病，其临床特征为反复发作的、阵发性的、带哮鸣音的呼吸困难。典型患者发作前常有先兆症状，如咳嗽、胸闷、连续打喷嚏等。急性发作时，多出现气急、哮鸣、咳嗽、多痰等症，呼气困难尤为明显。每次发作可持续数小时，严重者持续数日才逐渐缓解。本病多发生于具有过敏体质的人。致病原因主要是致敏物质，如植物花粉、动物皮毛、细菌及其产物、生产性粉尘、鱼虾等。此外，气候变化、精神刺激等因素也可诱发本病。中医称本病为"哮证"，临床上主要分冷哮、热哮、虚哮等证型。冷哮临床主要表现为呼吸急促，喉中哮鸣有声，胸膈满闷，咳痰稀白，面色晦滞带青，口不渴，或渴喜热饮，或伴恶寒、发热、身痛，舌质淡，苔白滑润，脉浮紧或弦滑等；治疗宜温肺散寒，化痰平喘。热哮临床主要表现为呼吸急促，喉中哮鸣如吼，胸闷气粗，呛咳阵发，痰黄黏稠而难以咳出，面红，口渴喜饮，或伴口苦，心烦，发热，舌质红，苔黄腻，脉滑数等；治疗宜宣肺清热，化痰平喘。虚哮临床主要表现为反复发作，甚者持续哮喘，咳痰无力，声低气短，动则尤甚，口唇爪甲青紫，舌质紫暗，脉弱等；治疗宜温补脾肾，化痰平喘。

肝肾阴虚而哮喘痰鸣：视虚实轻重缓急而治之

刘某，女，40 岁。

[初诊] 1983 年 11 月 7 日。脉弦细且滑，按之略数，支气管哮喘多年，时常发作，喉中痰鸣，腰膝酸痛，头晕耳鸣，舌红，苔白腻。

治法：滋补肝肾，宣肃化痰。

处方：紫苏叶 6 克，杏仁 10 克，前胡 6 克，半夏 10 克，陈皮 6 克，厚朴 6 克，墨旱莲 10 克，女贞子 10 克，生地黄 10 克，生牡蛎（先煎）20 克。6 剂，每日 1 剂，水煎，早、晚分 2 次，空腹服用。

[二诊] 1983 年 11 月 14 日。哮喘时有发作，头晕稍减，但咯吐痰多，脉

沉软，舌苔白滑，主以宣肃化痰方法治之。紫苏叶 10 克，紫苏梗 10 克，半夏 10 克，陈皮 6 克，杏仁 10 克，枇杷叶 10 克，旋覆花（包）10 克，冬瓜子 10 克。6 剂，每日 1 剂，水煎，早、晚分 2 次，空腹服用。

[三诊] 1983 年 11 月 21 日。哮喘大减，咳痰减少，脉象沉弱，用填补下元方法治之。芡实 10 克，熟地黄 10 克，补骨脂 10 克，半夏 10 克，茯苓 10 克，生牡蛎（先煎）10 克，远志 10 克，甜杏仁 10 克。6 剂，每日 1 剂，水煎，早、晚分 2 次，空腹服用。

[四诊] 1983 年 11 月 28 日。近日哮喘时有发作，口渴心烦，右脉滑数，左脉濡软。哮喘发作时则治肺，缓解时则治肾。再以疏调气机、肃降定喘方法治之。紫苏叶 6 克，紫苏梗 6 克，旋覆花（包）10 克，桑白皮 10 克，炙麻黄（先煎）2 克，半夏 10 克，陈皮 6 克，甜杏仁 10 克，熟地黄 10 克，生牡蛎（先煎）15 克。6 剂，每日 1 剂，水煎，早、晚分 2 次，空腹服用。

[五诊] 1983 年 12 月 12 日。哮喘减轻，仍口渴心烦，再治以定喘汤方法。炙麻黄（先煎）2 克，杏仁 10 克，款冬花 10 克，桑白皮 10 克，半夏 10 克，陈皮 6 克，黛蛤散（包）10 克，熟地黄 10 克，芡实 10 克。6 剂，每日 1 剂，水煎，早、晚分 2 次，空腹服用。

[六诊] 1983 年 12 月 19 日。近日哮喘未作，脉沉细，舌苔白而根厚，以填补下元为主治之。芡实 10 克，熟地黄 10 克，补骨脂 10 克，生牡蛎（先煎）20 克，款冬花 10 克，甜杏仁 6 克，麻黄（先煎）2 克，半夏 10 克，桑白皮 10 克，黛蛤散（包）10 克。6 剂，每日 1 剂，水煎，早、晚分 2 次，空腹服用。

【诊疗思路】本例患者哮喘日久，初诊除见哮喘、喉中痰鸣等肺部症状外，还伴有腰膝酸痛、头晕耳鸣等肝肾虚损之症，再从舌红、苔白腻、脉弦细且滑、按之略数等舌脉来看，显系肝肾阴虚于下，痰浊壅塞于上，属于上实下虚之证，故赵老采用滋补肝肾、宣肃化痰方法治之。方中以紫苏叶、杏仁、前胡、半夏、陈皮、厚朴等宣肃化痰以治上实，以墨旱莲、女贞子、生地黄、生牡蛎等滋阴清热以治下虚。二诊虽头晕稍减，但咯吐痰多，上实为主，故减去前方滋补肝肾之药，单用宣降肺气、燥湿化痰之药以治上实。三诊见哮喘大减，咳痰减少，脉象沉弱，下虚为主，故改用填补下元方法。四诊、五诊，哮喘时有发作，采用治上为主，兼以治下之法。六诊哮喘未作，采用填补下元为主之方法。整个治疗过程，充分体现了中医治病求本和急则治标、缓则治本的原则。

填补下元治疗下元不足之虚喘

王某，男，68岁。

[初诊]1984年9月4日。哮喘有年，动则加剧，气短乏力，喉中有痰，脉象弦硬，舌淡红，少苔。老年下元不足，金水不生。

治法：填补下元。

处方：熟地黄10克，五味子10克，款冬花10克，甜葶苈10克，芡实10克，白芍10克，生牡蛎（先煎）20克，生黄芪10克，珍珠母（先煎）20克，远志10克。10剂，每日1剂，水煎，早、晚分2次，空腹服用。

[二诊]1984年10月8日。体力稍增，但哮喘已久，肺肾不足，难以速效，舌淡红，少苔，再治以填补下元方法。熟地黄15克，五味子10克，生牡蛎（先煎）20克，款冬花10克，前胡6克，芡实15克，甜杏仁10克，茯苓10克，党参6克，沙参10克，半夏10克。10剂，每日1剂，水煎，早、晚分2次，空腹服用。

[三诊]1984年10月29日。气力有增，哮喘稍轻，但喘无善证，病程已久，难以速已，原方加减再服。熟地黄15克，五味子10克，生牡蛎（先煎）20克，款冬花10克，前胡6克，芡实15克，甜杏仁10克，茯苓10克，党参6克，沙参10克，半夏10克，磁石（先煎）6克。6剂，每日1剂，水煎，早、晚分2次，空腹服用。

【诊疗思路】中医学认为，呼吸不仅与肺有关，而且与肾也关系密切。呼吸之气，表面看来在肺，但其根在肾。也就是说，只有肾气充足，肺气才能充足，呼吸才能深长有力，吸入之气才能下纳腹部丹田；若肾气亏损，不能助肺吸气，就会呼吸浅表无力，患者会有吸气不能到达丹田的感觉。故中医有肺为气之主，肾为气之本之论，甚至有肺主呼气，肾主纳气之说。基于这一理论，中医临床所见咳嗽或哮喘等病，初发实证，往往责之于肺；久病虚证或虚实夹杂之证，多责之于肾，故有久病及肾之说。且凡肺病及肾之虚证，临床虽见肺肾两虚之症状，但治疗多以填补"下元"为主，这也是治病求本的具体体现。

所谓"下元"，就是指下焦肾中的元气，也即肾气。元气又称"原气""真气"，来源于先天，是父母阴精阳气所化生，但又靠后天脾胃摄入的营养物质不断补充，才得以源源不断地发挥作用。元气发源于肾，藏于腹部丹田，借三焦之道通达于周身，为人体生命活动的原动力，也就是说，元气是包括五脏六腑在内的全身功能活动的原动力。下焦元气充足，则身体强健，五脏六腑功能旺盛；反之，下焦元气亏虚，则身体虚弱，五脏六腑功能也必然不足。由此可见元气在人体内占有的重要地位。

元气既为阴精阳气所化生，故又可细分为元阴、元阳，或称肾阴、肾阳，真阴、真阳，真水、真火。元阳对机体有温煦、兴奋、蒸化、封藏和制约阴寒等作用，具体来说，就是可以加速人体的新陈代谢过程，促进精血津液的化生，并使其转化为热能和动能，使人体体温相对增加，精神振奋，气力增强。元阴对机体有滋润、宁静、成形和抑制过度产热等作用，具体来说，就是可以抑制或减缓人体的新陈代谢过程，使精血津液转化的热能和动能减少，使体温相对降低，气聚而成形，精神也趋于宁静。如此二者相反相成，共同调控人体脏腑功能活动和精血津液的代谢过程。若有一方不足，就会造成脏腑功能的紊乱和精血津液代谢的失常。如元阳不足，则对机体的温煦、兴奋、蒸化、封藏等功能减弱，临床除见腰膝酸软外，常伴有畏寒肢冷、阳痿早泄等症；若元阴不足，则对机体的滋养、宁静等功能减弱，临床除见腰膝酸软外，常伴有形体消瘦、五心烦热、耳鸣多梦等症。由此可见，下元不足应包括元阳不足和元阴不足两个方面，而填补下元时，则应区别对待。以元阳不足为主者，治疗重在温补肾阳；以元阴不足为主时，治疗则重在滋补肾阴；若二者皆虚时，则双补阴阳。

本例患者，年龄较大，哮喘日久，且动则加剧，气短乏力，显为虚哮之证，再结合其脉象弦硬、舌淡红、少苔等症，辨为肺肾气阴两虚无疑，故赵老以填补下元为主的方法治之。然哮喘实为难治之证，故自古就有"外科不治癣，内科不治喘"之说。尤其是年老体弱患者，见肺病及肾之虚喘，治疗更难，必须胸有定见，药证相投，且持之以恒，方可收一定之功。赵老三诊此例患者，虽然收效不甚显著，但仍执着用填补下元方法，并未改弦更张，正是其

128

经验丰富、胸有定见的表现。与此相反，临床常见一些医生，治疗此等慢性顽固性病证，初始本来用药也对证，但因用药时间尚短，药力未达，功效未显，却以为药不对证，随即改弦更张，结果越改越乱，不仅难以见功，反而乱象丛生，越治越坏。由此可见，临床诊疾治病，必须有真正的功夫，即坚实的理论基础和丰富的临床经验，如此才能做到胸有定见，进退得法。

痰热内阻、风邪外袭之哮喘：宣肺平喘，清化痰热

王某，女，36岁。

[初诊] 1983年11月14日。哮喘常作，近因感冒，哮喘加重，头晕耳鸣，口渴烦躁，两脉弦滑而数，舌红，苔白腻。痰热内阻，风邪外袭。

治法：宣肃化痰。

处方：紫苏叶10克，紫苏子10克，前胡6克，杏仁10克，半夏10克，陈皮6克，炙麻黄（先煎）2克，冬瓜子10克，厚朴6克，黛蛤散（包）10克，枇杷叶10克，焦三仙各10克。6剂，每日1剂，水煎，早、晚分2次，空腹服用。

[二诊] 1983年11月21日。哮喘渐减，右脉寸关弦滑且数，痰热互阻不化，再治以肃降化痰方法。炙麻黄（先煎）3克，前胡6克，紫苏叶6克，紫苏子6克，杏仁10克，半夏10克，远志10克，陈皮6克，厚朴6克，冬瓜皮10克。6剂，每日1剂，水煎，早、晚分2次，空腹服用。

【诊疗思路】本例患者为感冒诱发哮喘加重，从头晕耳鸣、口渴烦躁、舌红而苔白腻、两脉弦滑而数等症状来看，显然病位主要在肺，未及于肾，病变性质为实证，而非虚证。故赵老治之，重在用紫苏叶、紫苏子、麻黄、枇杷叶、杏仁、半夏、陈皮、厚朴等药，以宣降肺气，化痰平喘。初诊除见哮喘外，还伴有明显的头晕耳鸣、口渴烦躁等症，系有肝热犯肺之象，故加黛蛤散（青黛、蛤粉）清肝热以泄肺平喘。

小青龙汤加减治疗外寒内饮之哮喘

张某，女，56岁。

[初诊] 1983年10月31日。哮喘十二年，秋季发作为甚，平素咳吐稀痰，

发则喘憋痰多。近日哮喘发作稍缓，咳嗽有痰，舌苔白润，脉细弦而滑。

治法：益气温中，化痰止咳。

处方：款冬花10克，前胡6克，远志10克，生牡蛎（先煎）20克，黄芪10克，白术10克，半夏10克，陈皮6克，茯苓10克，冬瓜子10克。5剂，每日1剂，水煎，早、晚分2次，空腹服用。

[二诊] 1983年11月7日。近日哮喘发作明显，喘憋痰多，用宣肃化痰方法。炙麻黄（先煎）1克，杏仁10克，干姜3克，桂枝6克，白芍12克，细辛1克，五味子3克，生牡蛎（先煎）10克。5剂，每日1剂，水煎，早、晚分2次，空腹服用。

[三诊] 1983年11月14日。哮喘减轻，仍以前方加减。炙麻黄（先煎）2克，桂枝6克，白芍10克，炙甘草10克，细辛2克，半夏10克，五味子6克，生牡蛎（先煎）20克，黄芪10克。6剂，每日1剂，水煎，早、晚分2次，空腹服用。

[四诊] 1983年11月21日。哮喘十余年，交节发作，胸闷憋气，喉中痰多，脉沉细而滑，舌苔白腻，仍以小青龙汤加减。炙麻黄（先煎）3克，桂枝6克，干姜3克，白芍10克，炙甘草6克，半夏10克，细辛2克，五味子6克，旋覆花（包）10克，杏仁10克，桔梗10克。6剂，每日1剂，水煎，早、晚分2次，空腹服用。

【诊疗思路】哮喘之作，尤其是哮喘日久之虚哮，往往与外邪引动肺内伏痰伏饮有关。肺内伏痰伏饮，又不仅仅是肺本身的问题，往往与脾、肾有关。如脾虚不能正常运化水湿，则易使体内津液聚而成痰，藏伏于肺，故中医有"脾为生痰之源，肺为贮痰之器"之说；更有肾虚者，不能温化蒸腾水湿，则津液化而为饮，也易停聚于肺，若再受风寒等因素影响，触动伏痰伏饮，导致气道挛急狭窄，肺气宣降不利，则易使哮喘发作。故治疗哮喘，既要注意祛除诱发其发作的风寒等外邪，又要注意化除其内伏的痰饮。化除痰饮，不仅需要宣通肺气，更需要注重健脾益肾。一般而言，哮喘急性发作时，则以散邪宣肺为主；哮喘缓解时，则以健脾益肾为主。本例患者哮喘日久，平素咳吐稀痰，每遇季节变化而哮喘易作，舌苔白滑，显然其作与脾肾阳虚，痰饮内停，又感外邪有关。初诊时其哮喘发作不甚，故赵老治之，以黄芪、白术、茯苓等药，健脾益气，运化水湿，以治其本；以款冬花、前胡、远志、半夏、陈皮、冬瓜子等，化痰止咳，以治其标。二诊、三诊、四诊，哮喘发作明显，故以小青龙汤加减，外解表邪，内化痰饮，增强其宣肺平喘之力。

小青龙汤为张仲景《伤寒论》之名方，由麻黄、细辛、干姜、半夏、桂枝、炙甘草、芍药、五味子组成，具有很好的解表散寒、温肺化饮功效，主要用于治疗外寒内饮所致恶寒发热，头身疼痛，无汗喘咳，痰涎清稀而量多，胸闷等症。目前临床上，凡支气管炎、支气管哮喘、肺炎、百日咳、肺源性心脏病、过敏性鼻炎等病而见肺气郁闭、痰饮内停者，用其治疗，均有很好的疗效。临床应用以无汗、喘咳、痰多而稀或鼻流清涕、舌苔白滑等为辨证要点，而不一定必见恶寒发热之症。

以脉辨哮喘之寒热虚实

杨某，男，48岁。

[初诊]1980年9月24日。哮喘时作，脉沉弦细滑，按之且数。沉则主里，又主湿热；滑则为痰，细为血虚，弦则主郁，数乃热象。

治法：清痰热，肃降其气；化湿邪，助其中阳。辛辣、甜黏、生冷之物皆忌。

处方：紫苏子10克，前胡6克，杏仁10克，半夏10克，陈皮6克，片姜黄6克，枇杷叶12克，黛蛤散（包）10克，焦三仙各10克，冬瓜子10克，款冬花10克。10剂，每日1剂，水煎，早、晚分2次，空腹服用。

[二诊]1981年3月4日。两脉弦滑且数，舌胖质红，苔白腻，近日胸闷喘憋，仍以前方加减。紫苏子6克，前胡6克，杏仁10克，半夏10克，陈皮6克，片姜黄10克，枇杷叶10克，焦三仙各10克，冬瓜子30克。10剂，每日1剂，水煎，早、晚分2次，空腹服用。

【诊疗思路】哮喘之病，也须分寒热虚实而治之。中医辨寒热虚实等证，固然强调要望闻问切，四诊合参，但临床上由于种种因素的影响，却很难做到四诊合参。如遇婴幼儿、聋哑人、昏迷、痴呆及严重精神病患者等，医生就很难通过问诊得到明确的病情资料。因此，一些医生会在望诊、切诊等方面下功夫，从而在这两方面有突出的造诣。故古人又有"望而知之谓之神，闻而知之谓之圣，问而知之谓之工，切而知之谓之巧"的说法。赵老在临床上就有非常高超的望舌和切脉辨证功夫，从其对本案哮喘患者的辨证就可见一斑。

自古以来，民间医学非常重视望诊、问诊，宫廷医学则特别注重脉诊。赵老的曾祖父、祖父、父亲均为清代太医院御医，由于在宫廷诊病过程中，望诊、闻诊和问诊受到一定程度的限制，故自然对脉诊格外重视。其父为清末太医院院长，对脉学研究更有独到之处，并留有脉学遗稿。赵老为三代御医之后，又先后跟随两位御医学医，故对脉诊极为重视，并将其父遗稿整理为《文魁脉学》使之传世。因此，赵老临床诊病，常以脉辨证，可以说是继承了宫廷医学的一大特点。

另外，赵老治疗哮喘，十分强调忌口。辛辣之物，易生热化火；甜黏之物，易生湿生痰；生冷之物，易伤脾伤肺，故皆在所忌。

痰热壅肺哮喘：清化痰热，宣肺平喘

案例1：郭某，女，62岁。

［初诊］1984年11月26日。脉象濡滑而数，舌苔白腻根厚，湿热上迫，肺气宣降失常，哮喘发作，胸闷痰多，夜间较重。

治法：宣肃化痰，以定喘咳。

处方：紫苏叶10克，紫苏子10克，前胡6克，杏仁10克，枇杷叶12克，黛蛤散（包）10克，莱菔子10克，焦三仙各10克，半夏10克，黄芩10克。6剂，每日1剂，水煎，早、晚分2次，空腹服用。

［二诊］1984年12月3日。体丰而痰湿素盛，脉来濡滑，咳喘稍减，但阵阵心烦，脘腹胀满，再治以泄化痰热。紫苏叶10克，紫苏子10克，甜葶苈子3克，地骨皮10克，黄芩10克，杏仁10克，枇杷叶10克，黛蛤散（包）10克，大腹皮10克，槟榔10克。6剂，每日1剂，水煎，早、晚分2次，空腹服用。

［三诊］1984年12月10日。肺气不宣，咳嗽气喘，痰黏难出，脉濡滑，按之数，拟清肃化痰，兼泄其热。紫苏叶10克，紫苏子10克，前胡6克，晚蚕沙10克，苦丁茶10克，杏仁10克，枇杷叶10克，黛蛤散（包）10克，甜葶苈子6克，莱菔子6克，冬瓜子10克，白芥子4克。6剂，每日1剂，水煎，早、晚分2次，空腹服用。

[四诊] 1984年12月17日。喘家近感外邪，头痛鼻塞，浑身酸痛，口干，两脉浮数，舌红苔白垢，拟辛凉宣解，止咳平喘。淡豆豉10克，杏仁10克，薄荷（后下）3克，桔梗10克，荆芥6克，紫苏叶6克，郁金6克，紫苏子10克。4剂，每日1剂，水煎，早、晚分2次，空腹服用。

[五诊] 1984年12月24日。中脘满闷，气促作喘，两脉细数，拟宣肺肃降，止咳平喘。紫苏叶10克，紫苏子10克，前胡6克，杏仁10克，半夏10克，茯苓10克，厚朴6克，大腹皮10克，焦三仙各10克，防己10克。6剂，每日1剂，水煎，早、晚分2次，空腹服用。

【诊疗思路】本例哮喘患者体丰而痰湿素盛，化热而上迫于肺，致肺之宣降失常，喘咳发作，故赵老主用清化痰热之法，以定喘咳。如初诊方中即用紫苏子、前胡、莱菔子、半夏等药以化痰，用黛蛤散（青黛、蛤粉）、黄芩等药以清热。热清痰除，咳喘自解。四诊时感受外邪，表气郁闭，以头痛鼻塞、浑身酸痛等症为重，故随证变法，以辛凉解表为主，兼以止咳平喘。

案例2：张某，男，12岁，1980年9月17日诊。支气管哮喘三年，经常发作，舌红，尖部起刺，苔白腻根部略厚。

治法：宣肃肺胃。

处方：紫苏叶6克，紫苏子6克，杏仁10克，生石膏（先煎）10克，焦三仙各10克。6剂，每日1剂，水煎，早、晚分2次，空腹服用。

【诊疗思路】少年哮喘，多为实证、热证，常由饮食积滞化热而蕴蒸肺胃所致。本例患者，舌红而尖部起刺，苔白腻而根厚，肺胃积热无疑，故用清宣肺胃之法治之。方中用紫苏叶、紫苏子、杏仁，宣降肺气，止咳化痰；生石膏辛寒，主入肺胃，既清胃热，又清肺热；焦神曲、焦麦芽、焦山楂消导积滞，撤其饮食积热之源。药味虽少，但配伍严谨，各司其职，使肺胃积热化除，肺气宣降复常，则哮喘自解。

案例3：闫某，女，39岁，1983年10月17日诊。舌苔黄腻糙老根厚，咳嗽气粗，胸闷喘憋，两脉沉滑且数，全属湿热互阻肺胃。

治法：宣肃化痰。忌生冷、甘甜食物。

处方：紫苏叶10克，紫苏子10克，前胡6克，杏仁10克，半夏10克，陈皮6克，竹茹6克，焦三仙各10克，枳壳6克，厚朴6克。3剂，每日1剂，水煎，早、晚分2次，空腹服用。

【诊疗思路】本例哮喘患者舌苔黄腻糙老根厚，两脉沉滑且数，说明肺胃湿热较甚，故治以清化湿热，消导积滞，宣降肺气，化痰止咳平喘。且饮食忌甘甜、生冷，以免助湿生热，妨碍治疗，加重病情。

案例4：韩某，男，56岁，1981年1月7日诊。近日哮喘发作较甚，咳嗽痰黄，心悸乏力，心烦口干，舌红，苔黄腻根厚，脉象弦滑且数。

治法：清化肃降。

处方：紫苏叶6克，紫苏子6克，前胡6克，杏仁10克，生石膏（先煎）10克，黄芩10克，葶苈子6克，远志6克，枇杷叶10克，黛蛤散（包）10克，麦冬10克，五味子6克，沙参10克。6剂，每日1剂，水煎，早、晚分2次，空腹服用。

【诊疗思路】从本例哮喘患者兼见咳嗽痰黄，心烦口干，舌红，苔黄腻根厚，脉象弦滑且数等脉舌症状来看，当属痰热阻肺，气阴受伤，实中夹虚，故赵老治之，既用生石膏、黄芩、黛蛤散等药，清化痰热；又用麦冬、五味子、沙参等药，补益气阴。此为治疗实中夹虚之法。

案例5：陈某，女，35岁，1985年1月14日诊。右脉寸关滑动略数，舌红，苔白滑腻，心悸头涨，哮喘时作。

治法：肃降化痰。

处方：炙麻黄（先煎）2克，杏仁10克，半夏10克，陈皮6克，紫苏子10克，莱菔子6克，冬瓜子10克，焦三仙各10克，黛蛤散（包）10克，枇杷叶10克。6剂，每日1剂，水煎，早、晚分2次，空腹服用。

【诊疗思路】从本例哮喘患者兼见心悸头涨，右脉寸关滑动略数，舌红，苔白滑腻等脉舌症状来看，当属痰热阻肺所致，乃单纯实证，故治以清宣肺热、化痰止咳平喘之法。另外，赵老治疗支气管哮喘，方中凡用麻黄宣肺平喘者，多为肺气郁闭而哮喘发作较重，喘憋较甚者，若哮喘缓解期，或发作较轻，喘憋不甚者，一般不用麻黄，而仅用紫苏叶、紫苏子、莱菔子、前胡、杏仁、枇杷叶、旋覆花等药以宣降肺气，化痰止咳平喘。

支气管扩张

支气管扩张是由支气管及其周围肺组织的感染和管腔阻塞、损坏管壁所致的肺部疾病，多见于儿童和青年。患者往往有百日咳、支气管肺炎等病史和呼吸道反复感染史。临床主要表现为长期咳嗽、大量脓痰和反复咯血等，可伴有发热、盗汗、食欲减退、消瘦、贫血等全身毒性症状。有的患者可仅表现为反复大量咯血，平时咳嗽、咳痰不明显，甚至完全没有，被称为干性支气管扩张。本病属于中医学的"咳嗽""咯血"等病证范畴。临床上主要分肝火犯肺、阴虚火旺、痰热壅肺、气虚血瘀等证型。肝火犯肺型临床主要表现为咳呛气逆，咯血鲜红，胁痛善怒，面赤口苦，大便干燥，舌质红，苔薄黄，脉弦数等；治宜清肝泄肺，和络止血。阴虚火旺型临床主要表现为反复咯血，血色鲜红，干咳咽燥，或伴午后低热，夜间盗汗，形体消瘦，舌质红，苔少或薄黄少津，脉细数等；治宜滋阴降火，凉血止血。痰热壅肺型临床主要表现为咯血量多，血色鲜红或夹有黄痰，或黄绿脓痰腥臭，心烦口渴，舌质红，苔黄腻，脉滑数等；治宜清肺化痰，凉血止血。气虚血瘀型临床主要表现为反复咯血，血色淡红，或夹紫暗血块，气短胸闷，易汗，舌质淡或有瘀斑，苔薄白，脉细涩等；治宜益气养肺，活血止血。

心肝热甚、痰热阻肺致咳痰带血：宣肃化痰，凉血止血

张某，男，47岁。

[初诊]1984年10月8日。患支气管扩张多年，右脉滑数，左脉沉细小弦，舌红而尖部起刺，心烦急躁，夜寐梦多，咳嗽，痰中带血。

治法：宣肃化痰，凉血止血。

处方：前胡6克，杏仁10克，枇杷叶15克，紫苏子10克，冬瓜子10克，黄芩10克，干荷叶10克，藕节10克，小蓟10克，冬瓜皮10克。10剂，每日1剂，水煎，早、晚分2次，空腹服用。

[二诊]1984年10月29日。咯血虽止，但仍咳嗽胸闷，右脉濡滑且数，

左脉细数，舌苔白腻且厚，湿热蕴郁不化，再治以宣肃化痰方法。忌辛辣食物。旋覆花（包）10克，片姜黄6克，蝉蜕6克，川贝母6克，杏仁10克，远志10克，冬瓜皮10克，焦三仙各10克。6剂，每日1剂，水煎，早、晚分2次，空腹服用。

[三诊] 1984年11月12日。左脉仍弦细，中脘堵满不舒，改用四七汤。紫苏叶10克，紫苏梗10克，半夏10克，茯苓10克，佛手10克，蝉蜕6克，僵蚕6克，片姜黄6克，大腹皮6克，豆蔻2克。6剂，每日1剂，水煎，早、晚分2次，空腹服用。

[四诊] 1984年12月10日。咯血又作，咳嗽痰少，舌红苔白，脉象弦数，甘润凉血止红。沙参10克，麦冬10克，黄芩10克，白茅根10克，茜草10克，小蓟10克，白头翁10克，焦三仙各10克，三七粉（分冲）2克。6剂，每日1剂，水煎，早、晚分2次，空腹服用。

【诊疗思路】本案支气管扩张患者初诊见心烦急躁，夜寐梦多，咳嗽多痰，痰中带血，右脉滑数，左脉沉细小弦，舌红而尖部起刺等，显然为心肝热甚、痰热阻肺所致，故治疗以前胡、杏仁、枇杷叶、紫苏子、冬瓜子、黄芩，配干荷叶、藕节、小蓟等，宣肃化痰、凉血止血为主。四诊见咯血而痰少，舌红苔白，脉象弦数，显然为阴虚火旺之证，故治疗用沙参、麦冬，配白茅根、茜草、小蓟、白头翁、三七粉等，以滋阴清热、凉血止血为主。

肺气肿

肺气肿是由多种慢性肺部疾患引起的终末细支气管远端（呼吸性细支气管、肺泡管、肺泡囊、肺泡）的气道弹性减退而过度膨胀、充气和肺容积增大或同时伴有气道壁破坏的病理状态。其发病缓慢，主要临床表现为呼吸困难。早期症状不明显，仅在劳累时感觉呼吸困难。随着病情发展，呼吸困难逐渐加重，以致难以胜任工作，甚至并发自发性气胸、慢性肺源性心脏病等疾患。继发感染时，可出现胸闷、气急、发绀、头痛、嗜睡、神志恍惚等呼吸衰竭症状。中医称本病为"肺胀"，认为其发生与久病而致肺脾肾虚损密切相关。肺虚则肺气宣降无力，吐故纳新障碍，易致肺气郁滞；脾虚则痰浊内生，潴留于肺，阻塞气道，使肺气更难宣降；肾虚则肺气难以下纳，停聚于肺，久则使肺气胀满，而成本病。临床主要分痰浊阻肺、痰热壅肺、肺肾气虚、肺肾阴虚等证型。痰浊阻肺型临床主要表现为咳嗽痰多，色白黏腻或呈泡沫状，喘促气急，胸闷脘痞，倦怠乏力，舌淡，苔薄腻或浊腻，脉弦滑等；治宜健脾益肺，化痰降气。痰热壅肺型临床主要表现为咳嗽而咯痰色黄黏稠，喘息气粗，胸闷烦躁，口渴欲饮，舌红，苔黄腻，脉滑数等；治宜清肺化痰，降逆平喘。肺肾气虚型临床主要表现为喘促日久，难以平卧，呼多吸少，声低气怯，气不得续，动则喘甚，胸闷心悸，咳嗽痰多清稀，形寒肢冷，夜尿频多，面青唇暗，舌淡或紫暗，苔白，脉沉细数无力或结代；治宜温补肺肾，降气平喘。肺肾阴虚型临床主要表现为喘促气短，动则喘甚，咳嗽痰少，难以咯出，面赤心烦，口燥咽干，手足心热，潮热盗汗，舌红少苔，脉细数等；治宜滋补肺肾，降气平喘。

肺气肿之肺肾气虚型：补益肺肾，肃降化痰

史某，男，63岁。

[初诊]1983年10月31日。支气管哮喘十余年，经常发作，致轻度肺气肿，胸闷喘憋，气短乏力，动则喘甚，脉弦滑。肺肾两虚，痰湿互阻膈上。

治法：补益肺肾，肃降化痰。

处方：党参6克，黄芪6克，干姜3克，紫苏叶3克，桂枝5克，白芍10克，细辛2克，五味子6克，生牡蛎（先煎）15克。3剂，每日1剂，水煎，早、晚分2次，空腹服用。

[二诊]1983年11月7日。哮喘十余年，胸闷气短，动则喘甚，舌苔白腻，脉象濡滑，再以补益肺肾、宣郁化痰定喘治之。熟地黄10克，五味子10克，山药10克，茯苓10克，补骨脂10克，冬瓜皮10克，生牡蛎（先煎）15克，芡实10克，川贝母粉（分冲）3克，款冬花10克。6剂，每日1剂，水煎，早、晚分2次，空腹服用。

【诊疗思路】本例肺气肿由支气管哮喘发展而成，症见胸闷喘憋，气短乏力，动则喘甚，显然是以肺肾气虚为主，故赵老治之，以补益肺肾为主，佐以

宣降肺气，化痰定喘。如初诊方中用党参、黄芪、五味子等，二诊方中用五味子、山药、芡实、补骨脂、熟地黄、生牡蛎等，皆意在补益肺肾，肺肾精气充足，自可纳气下行，虚喘自易平息。

值得注意的是，本病平时以虚证为主，故治疗以补益正气为主，但若感受外邪，即并发感染时，往往表现为以实证为主，多见发热、痰多等症，治疗又当遵循中医"急则治标，缓则治本"的原则，以宣肺祛邪、清化痰浊为主。

另外，本病治愈非常困难，能稳定病情，减缓其进展即是成效。为防止病情加重，平时要特别注意预防感冒，尤其是秋冬季节，要注意保暖，避免感受风寒。适当体育锻炼，提高抗病能力，禁忌烟酒及生冷饮食，对本病的防治也具有重要意义。

肺气肿之痰浊阻肺型：清化痰浊，宣肃化痰

曲某，男，58岁，1983年11月21日诊。肺气肿多年，近日感冒后，咳嗽加重，胸闷喘憋，呼吸气粗，痰多色白，黏稠难出，腰痛且酸，心烦急躁，大便溏薄，右脉沉涩，按之数而有力，左脉沉弦，按之滑数，舌苔白腻根厚，舌质红。湿阻不化，热郁不清。

治法：清化湿浊，宣肃化痰。

处方：紫苏叶10克，紫苏子10克，前胡6克，杏仁10克，款冬花10克，半夏曲10克，陈皮6克，冬瓜皮10克，茯苓皮10克，焦三仙各10克，桑枝10克。6剂，每日1剂，水煎，早、晚分2次，空腹服用。

【诊疗思路】本例病证为肺气肿久病再感外邪所致。从其久病哮喘及见腰痛且酸等症状来看，很像虚证，但再从其近日感冒，见咳喘加重，痰多黏稠难出，心烦急躁，右脉沉涩，按之数而有力，左脉沉弦，按之滑数，且舌红，苔白腻根厚等症来看，显然为痰壅邪实之象，故赵老用紫苏叶、紫苏子、前胡、杏仁、款冬花、半夏曲、陈皮、冬瓜皮、茯苓皮、焦三仙、桑枝等药清化湿浊、宣肃化痰以治之，充分体现了中医"急则治标，缓则治本"的原则。

胸膜炎

胸膜炎可由感染或变态反应、化学性和创伤性等多种因素引起。本病属于中医学的"风温""悬饮""胸胁痛"等病证范畴。临床上主要有邪郁少阳、气滞血瘀、悬饮等证型。邪郁少阳证多见于干性或湿性胸膜炎的急性期；临床主要表现为寒热往来，胸胁满痛，咳嗽时牵引胸痛，口苦咽干，干呕，舌质红，苔薄白或薄黄，脉弦数等；治宜清透邪热，和解少阳。气滞血瘀证多见于干性胸膜炎；临床主要表现为胸胁刺痛，胸前满闷，呼吸不利，或有咳嗽，遇阴雨天气则自觉症状加重，舌苔薄白，脉弦等；治宜理气活血，兼以止咳。悬饮证多见于湿性胸膜炎；临床主要表现为胸胁满闷胀痛，咳嗽，呼吸不利，甚至气逆喘憋而不能平卧，转侧呼吸均牵引胸胁疼痛，一侧胸部可见饱满隆起，有时只能偏卧于一侧，舌苔白或白滑，脉沉弦等；治宜攻逐水饮。

痰湿壅盛、气机阻滞致咳嗽胁痛：理气化痰

童某，女，25岁，1981年3月18日诊。患胸膜炎两个月余，两胁胀痛，左侧尤甚，咳嗽则胁痛加重，两脉细弦滑数，舌淡红，苔白腻。

治法：理气化痰。

处方：旋覆花（包）10克，片姜黄6克，橘叶4克，紫苏子6克，莱菔子6克，冬瓜子15克，杏仁10克，半夏10克，焦三仙各10克。6剂，每日1剂，水煎，早、晚分2次，空腹服用。

【诊疗思路】本案胸膜炎患者症见两胁胀痛，左侧尤甚，咳嗽则胁痛加重，脉象细弦滑数，舌淡红，苔白腻，显然为痰湿壅盛而阻滞气机所致，故赵老用旋覆花、片姜黄、橘叶、紫苏子、莱菔子、冬瓜子、杏仁、半夏、焦三仙理气化痰，以使肝气条达，痰浊化除，络脉和畅，则诸症易解。

肺脓肿

肺脓肿是由细菌感染引起的肺组织炎症坏死性病变，临床上以高热、咳嗽、咳大量腥臭脓痰为特征。中医学称其为"肺痈"，认为由风热邪毒侵袭于肺，致气滞痰壅，血瘀肉腐而成，临床主要根据初期、成痈期、溃脓期、恢复期等不同阶段而辨证论治。初期主要临床表现为恶寒发热，咳吐白色黏痰，胸痛，咳时加重，舌苔薄白或薄黄，脉浮滑而数等；治宜疏风宣肺，清热解毒。成痈期主要表现为高热寒战，继则高热恶热，汗出烦渴，咳嗽气急，咯痰黄浊，胸痛较甚，转侧不利，舌红，苔黄腻，脉滑数有力等；治宜化瘀消痈，清热解毒。溃脓期主要表现为咳吐大量脓血痰，状如米粥，气味腥臭，胸痛心烦，舌红绛，苔黄腻，脉滑数等；治宜逐瘀排脓，清热解毒。恢复期主要表现为热退或低热，咳吐脓血痰减少，胸胁隐痛，气短神疲，自汗或盗汗，舌红或淡红，苔薄，脉细或细数无力等；治宜补益气阴，兼祛余邪。

肺脓肿日久而伤及气阴：宣肺化痰，逐瘀排脓，兼补气阴

张某，男，53岁。

[初诊]1981年3月11日。肺脓肿日久，脉象沉细弦滑，按之无力，舌红，苔白腻厚滑润，咳吐大量脓血痰，气味腥臭，自觉胸闷胸痛，气短乏力。

治法：宣肺化痰，逐瘀排脓。

处方：紫苏梗10克，杏仁10克，半夏10克，旋覆花（包）10克，片姜黄6克，生薏苡仁20克，草豆蔻3克，苇茎20克，桃仁6克，冬瓜子30克，西洋参（口含）6克，西黄丸（分冲）3克。6剂，每日1剂，水煎，早、晚分2次，空腹服用。

[二诊]1981年4月8日。胸痛及咳吐脓血痰大减，仍感胸闷，脉细弦，舌红，苔白腻，大便不畅，前方加减。苇茎30克，生薏苡仁30克，冬瓜子30克，桃仁10克，枇杷叶15克，黛蛤散（包）10克，茜草10克。6剂，每日1剂，水煎，早、晚分2次，空腹服用。

另：云南白药 1 瓶（4 克），每次冲服 0.5 克，每日 2 次。

【诊疗思路】本案肺脓肿患者，病程日久，初诊虽见咳吐大量腥臭脓血痰，胸闷胸痛，但又兼气短乏力等症，显然为溃脓期而兼气阴受损，故赵老主用治疗肺痈名方苇茎汤（苇茎、桃仁、生薏苡仁、冬瓜子）加味，以宣肺化痰，逐瘀排脓；配用治疗疮疡的著名成药西黄丸（牛黄、麝香、乳香、没药），以清热解毒，活络止痛；再加西洋参含化，以补益气阴。二诊见胸痛及咳吐脓血痰大减，说明瘀血邪毒减轻。病进则药进，病减则药减，故去解毒活络力峻之西黄丸，而改用黛蛤散、云南白药等，以宣肺化痰，活血止血，清解余邪。

气胸

气体进入胸膜腔而造成的胸腔积气状态称为气胸。肺部疾病、剧烈咳嗽、举重、用力排便、钝器伤等，均可诱发本病。其为肺科急症之一，典型临床表现为突发性胸痛，继之有胸闷、呼吸困难和咳嗽等，若未及时而恰当处理，常损害肺功能，甚至危及生命。肺压缩程度较重而呼吸困难明显者，需及时采取胸膜腔穿刺抽气或手术治疗等，而病情较轻或经久不愈者，则可用中医辨证论治。

外伤气胸，湿热内蕴，气血瘀滞：清化湿热，疏畅气机，活血通络

陈某，男，42 岁。

[初诊] 1980 年 9 月 17 日。外伤性气胸，经胸膜腔穿刺排气而急症得以控制，目前自觉周身酸楚，胸闷气短，患侧胸部时有隐痛，舌红而尖部起刺，苔白腻，夜寐不安，小溲色黄，大便溏滞不爽。湿郁蕴热未清，气血瘀滞。

治法：清湿热以利三焦，活血络以缓疼痛。

处方：泽兰叶（后下）12 克，旋覆花（包）10 克，杏仁 10 克，半夏 12 克，防风 6 克，马尾连 10 克，茜草 10 克，桑枝 20 克。6 剂，每日 1 剂，水煎，早、晚分 2 次，空腹服用。

[二诊] 1980 年 9 月 24 日。服药后自觉胸闷胸痛等症减轻，小溲仍黄，有

时腹胀且痛，脉濡滑且数，苔白腻，仍治以分消湿邪，佐以清热。泽兰叶（后下）12克，旋覆花（包）10克，杏仁10克，厚朴6克，半夏10克，生薏苡仁20克，防风6克，马尾连10克，茜草10克，桑枝20克。6剂，每日1剂，水煎，早、晚分2次，空腹服用。

【诊疗思路】本案气胸患者，虽经胸膜腔穿刺排气而急症得以控制，但患侧胸部仍时有隐痛，且伴周身酸楚，胸闷气短，夜寐不安，小溲色黄，大便溏滞不爽，舌红而尖部起刺，苔白腻等症，显然为湿热内蕴、气血瘀滞所致，故赵老用旋覆花、杏仁等，能升能降，调畅三焦气机；半夏、马尾连等，清化湿热，以利气机；泽兰叶、茜草、桑枝、防风等活血化瘀，祛风通络止痛，而收到胸闷胸痛等症减轻的良好效果。

咳血

咳血，可以是痰中带血，也可见咳吐大量鲜血。中医临床上主要分肝火犯肺、阴虚火旺、痰热壅肺、气虚血瘀等证型。肝火犯肺者临床主要表现为咳呛气急，咳血鲜红，胸胁胀痛，急躁善怒，面赤口苦，舌红苔黄，脉弦数等；治宜清泄肝肺，止咳凉血。阴虚火旺者临床主要表现为反复咳血，血色鲜红，口干咽燥，舌红少苔，脉细数等；治宜滋阴降火，止咳宁络。痰热壅肺者临床主要表现为咳血量多，血色鲜红或夹有黄痰，或脓痰腥臭，心烦口渴，舌红，苔黄腻，脉滑数等；治宜清化痰热，止咳凉血。气虚血瘀者临床主要表现为反复咳血，血色淡红或夹紫暗血块，乏力易汗，胸闷气短，舌淡或有瘀斑，苔薄白，脉细涩或沉弱等；治宜益气摄血，止咳宁络。

肝火犯肺，伤络咳血：清泄肝肺，止咳凉血

郑某，女，36岁，1984年12月10日诊。咳嗽痰中带血，经久不愈，用止咳止血之药，效果不佳。心烦急躁易怒，面色褐浊，舌红苔白，脉象弦滑而数。

治法：肃降肺气，清泄肝火，凉血止血。

处方：前胡6克，杏仁10克，枇杷叶10克，黄芩10克，黛蛤散（包）10克，蝉蜕6克，僵蚕10克，片姜黄6克，白茅根10克，小蓟10克。6剂，每日1剂，水煎，早、晚分2次，空腹服用。

另：云南白药2瓶，每瓶分8次，每日早、午、晚分3次冲服。

【诊疗思路】本案患者咳血而兼心烦急躁易怒，面色褐浊，舌红苔白，脉象弦滑而数，显然为肝火犯肺、肺气上逆、肺络受伤所致，前医单纯止咳止血，未泄肝火肺热，故难收功。赵老以黛蛤散、黄芩等，清泄肝火肺热，以治其动血之本；以前胡、杏仁、枇杷叶等，肃降肺气，止咳以缓其咳血之势；以蝉蜕、僵蚕、片姜黄等，疏畅气机，以助透泄肝肺郁热；以白茅根、小蓟、云南白药等，凉血止血以治出血之标。如此清透并用，宣降并施，肝肺同治，标本兼顾，当可收功。

皮肤科疾病

一、荨麻疹

荨麻疹，中医学称之为"瘾疹"或"风疹块"，临床上主要分风热犯表、风寒束表、血虚风燥等证型进行治疗。风热犯表型临床主要表现为疹块鲜红，灼热剧痒，或伴身热恶寒，咽喉肿痛，遇热则皮疹加重，舌边尖红，苔薄白或薄黄，脉浮数等；治宜疏风清热止痒。风寒束表型临床主要表现为疹块色白，瘙痒，遇风寒则皮疹加重，得暖则缓，舌质淡红，苔薄白，脉浮紧或浮缓；治宜疏风散寒止痒。血虚风燥型临床主要表现为皮疹反复发作，迁延日久，午后或夜间加重，伴有心烦易怒，口干，手足心热，舌质红而干，苔少，脉细等；治宜养血润燥，祛风止痒。

湿阻热郁、饮食积滞致荨麻疹：疏风化湿，凉血导滞

殷某，女，32岁。

[初诊] 1983年9月19日。脉象沉软，舌淡红，苔白腻根厚，荨麻疹反复

发作，两年未愈，近日皮疹较甚，色红成片，瘙痒难忍，大便不爽。

治法：疏风化湿，凉血导滞。

处方：防风6克，紫草10克，紫花地丁10克，槟榔10克，使君子10克，焦三仙各10克，片姜黄6克，白鲜皮10克，地肤子10克，生大黄粉（分冲）1克。6剂，每日1剂，水煎，早、晚分2次，空腹服用。

［二诊］1983年10月17日。荨麻疹再发，脉舌如前，再以散风祛湿、活络凉血方法治之。紫草10克，紫花地丁10克，川草薢10克，槟榔10克，白鲜皮10克，地肤子10克，焦苍术3克，黄柏6克。6剂，每日1剂，水煎，早、晚分2次，空腹服用。

［三诊］1983年10月24日。脉象沉软，舌苔白而糙老，皮疹减轻，但仍有瘙痒，阴虚血热，拟养血育阴，兼以泄热。当归10克，赤小豆10克，白芍10克，生地黄10克，川芎10克，墨旱莲10克，女贞子10克，焦麦芽10克。6剂，每日1剂，水煎，早、晚分2次，空腹服用。

［四诊］1983年10月31日。皮肤瘙痒减轻，左脉沉细濡软，右脉濡滑力弱，再以养血育阴方法治之。墨旱莲10克，女贞子10克，全当归10克，生地黄10克，熟地黄10克，白芍10克，川芎10克，茜草10克，杏仁10克。5剂，每日1剂，水煎，早、晚分2次，空腹服用。

［五诊］1983年11月7日。荨麻疹基本未作，再以前方加减，巩固疗效。墨旱莲10克，女贞子10克，当归10克，生地黄10克，熟地黄10克，白芍10克，川芎10克，茜草10克，杏仁10克，防风6克。6剂，每日1剂，水煎，早、晚分2次，空腹服用。

【诊疗思路】本案为慢性荨麻疹，虽两年未愈，脉象沉软，似属虚证，但初诊见舌苔白腻根厚，皮疹较甚，色红成片，且大便不爽，说明湿阻热郁、饮食积滞较甚。故赵老治之，不是首先养血补虚，而是先用防风、紫草、紫花地丁、槟榔、使君子、焦三仙、片姜黄、白鲜皮、地肤子、生大黄等，疏风化湿，凉血导滞，使湿去热透，胃肠积滞祛除，则皮疹瘙痒自然缓解。三诊以后，湿毒积滞已除，而阴虚血热明显，故以当归、白芍、生地黄、熟地黄、川芎、墨旱莲、女贞子等药，养血育阴为主，渐收全功。

湿阻热郁、肌肤血络失和致荨麻疹：清化湿热，疏风凉血

徐某，女，29岁，1984年9月19日诊。脉象弦细且滑，按之略数，遍体荨麻疹红赤作痒，舌淡红，苔白腻。

治法：清化湿热，疏风凉血。

处方：荆芥6克，防风6克，紫草10克，紫花地丁10克，茜草10克，白鲜皮10克，地肤子10克，焦三仙各10克，槟榔10克，使君子10克。6剂，每日1剂，水煎，早、晚分2次，空腹服用。

【诊疗思路】该患者症见遍体荨麻疹红赤作痒，脉象弦细且滑，按之略数，舌淡红，苔白腻等，显然为湿阻热郁、肌肤血络失和所致，故治疗以荆芥、防风、紫草、紫花地丁、茜草、白鲜皮、地肤子等，清化湿热、疏风凉血为主。临床常见虫积食滞而致此病，故赵老方中用槟榔、使君子，意在杀虫而消导积滞，往往虫去积除，荨麻疹自愈。

痰阻热郁、血络不和致荨麻疹：清化痰浊，透泄郁热

李某，女，30岁，1984年3月14日诊。荨麻疹发作，皮疹瘙痒，胸闷，心烦急躁，月经色深有块，脉象弦滑，舌苔白腻。湿阻热郁，络脉不和。

治法：清化痰浊，透泄郁热。

处方：紫苏子10克，莱菔子10克，白芥子6克，冬瓜子10克，赤芍10克，白芷6克，蝉蜕6克，僵蚕6克，片姜黄6克，生大黄粉（分冲）2克。6剂，每日1剂，水煎，早、晚分2次，食后服用。

【诊疗思路】本案荨麻疹患者皮疹瘙痒，伴胸闷，心烦急躁，月经色深有块，脉象弦滑，舌苔白腻等症，显然为痰阻热郁、血络不和所致，故赵老用升降散合三子养亲汤加减，升降气机，清化痰浊，透泄郁热，使痰去热透，络脉和畅，则诸症自解。

二、湿疹

湿疹，中医学称之为"湿疮"或"血风疮"，根据其部位的不同，又有不同的名称。如发于婴儿面部者，称为奶癣；发于耳部者，称为旋耳疮；发于阴

囊部者，称为肾囊风或绣球风；发于四肢弯曲处者，称为四弯风。临床上主要分湿热浸淫、脾虚湿蕴、血虚风燥等证型进行治疗。湿热浸淫型发病较急，临床主要表现为皮损潮红灼热，瘙痒无休，渗液流汁，或伴身热，心烦口渴，大便干，小便黄，舌质红，苔白或黄腻，脉滑数等；治宜清利湿热，疏风止痒。脾虚湿蕴型发病较缓，临床主要表现为皮损潮红，瘙痒，抓后糜烂渗出，可见鳞屑，伴有面黄食少，倦怠腹胀，大便稀溏，舌质淡胖，苔白或腻，脉细濡等；治宜健脾胜湿，疏风止痒。血虚风燥型临床主要表现为病变经久不愈，皮损褐红或色素沉着，瘙痒，或皮损粗糙肥厚，伴口干不欲饮，食少腹胀，舌质淡，苔白，脉细弦等；治宜养血祛风，健脾胜湿。

湿热邪毒浸淫肌肤致湿疹：疏风祛湿，凉血解毒

刘某，女，35岁，1983年9月19日诊。脉细弦滑数，舌淡红，苔白腻，全身皮肤湿疹渗液，四肢为重，奇痒难忍。

治法：疏风祛湿，凉血止痒。

处方：川萆薢10克，紫草10克，紫花地丁10克，槟榔10克，地肤子10克，白鲜皮10克，防风6克，白头翁10克，焦三仙各10克，益母草10克。6剂，每日1剂，水煎，早、晚分2次，空腹服用。

另用外洗方：荆芥20克，防风20克，黄柏10克，苍术10克，苏木10克，马鞭草10克。2剂，煎汤外洗。每剂可洗2~3天，每日洗1~2次，每次30分钟。

【诊疗思路】本案患者症见全身皮肤湿疹渗液，奇痒难忍，脉细弦滑数，舌淡红，苔白腻，显然为湿热邪毒浸淫肌肤所致，故赵老用川萆薢、紫草、紫花地丁、槟榔、地肤子、白鲜皮、防风、白头翁、益母草等，以疏风祛湿，凉血解毒。且内服药配以外洗之方，内外合治，以期效果更佳。

三、黄褐斑

黄褐斑，中医也称之为鼾黑斑、妊娠斑、晒斑等，临床主要分肝经郁热、气滞血瘀、肝肾阴虚、气血亏虚等证型进行治疗。肝经郁热型临床主要表现为面部褐色素沉着，急躁易怒，胸胁胀满，口苦，经期乳房胀痛，舌红，苔薄黄，脉弦数等；治宜疏肝理气，兼泄郁热。气滞血瘀型临床主要表现为面部褐

色素较深，伴少腹疼痛，胸胁刺痛，月经延后，量少色黑或有血块，舌暗红，舌边有瘀点、瘀斑，苔薄，脉弦细而涩等；治宜理气活血，化瘀消斑。肝肾阴虚型临床主要表现为面色黧黑，经期色斑加深，日久不退，形体消瘦，口燥咽干，头晕耳鸣，五心烦热，腰膝酸软，舌红，少苔或无苔，脉细数等；治宜补益肝肾，滋阴化斑。气血亏虚型临床主要表现为面色萎黄无华，褐色素沉着，气短乏力，心悸失眠，月经量少色淡，舌淡，苔薄白，脉细弱等；治宜健脾益气，养血消斑。

肝经郁热、气滞血瘀湿阻致黄褐斑：清化湿浊，透泄郁热，理气活血

李某，女，30 岁。

[初诊]1984 年 10 月 29 日。面部黄褐斑，两颊褐色素沉着明显，脉象沉弦而滑，带下黏稠，舌红，苔白腻。湿郁不化，肝经郁热。

治法：清化湿浊，透泄郁热。

处方：独活 3 克，防风 6 克，柴胡 6 克，川楝子 10 克，赤芍 10 克，片姜黄 6 克，杏仁 10 克，枇杷叶 12 克，焦三仙各 10 克。6 剂，每日 1 剂，水煎，早、晚分 2 次，空腹服用。

[二诊]1984 年 11 月 5 日。面部花斑，脉沉弦，湿阻热郁，再以活血化瘀通络方法治之。旋覆花（包）10 克，片姜黄 6 克，蝉蜕 6 克，僵蚕 10 克，赤芍 6 克，杏仁 10 克，焦三仙各 10 克。6 剂，每日 1 剂，水煎，早、晚分 2 次，空腹服用。

[三诊]1984 年 11 月 12 日。脉沉弦且滑，面部花斑，乃血分瘀滞之象，用活血化瘀通络方法治疗。白芷 6 克，川芎 10 克，赤芍 10 克，蝉蜕 6 克，片姜黄 10 克，桃仁 6 克，杏仁 6 克，焦三仙各 10 克，白头翁 10 克。6 剂，每日 1 剂，水煎，早晚分 2 次，空腹服用。

[四诊]1984 年 11 月 26 日。面色黑浊无光，褐色素明显，脉象濡滑，仍以清化湿浊、活血通络法治之。蝉蜕 6 克，僵蚕 6 克，片姜黄 6 克，防风 6 克，生大黄粉（分冲）3 克，独活 6 克，竹茹 6 克，茜草 10 克，焦三仙各 10 克。6 剂，每日 1 剂，水煎，早、晚分 2 次，食后服用。

[五诊]1984 年 12 月 3 日。面色花斑，气血瘀滞，再以活血化瘀通络方法

治之，且每周宜热水浴3次。蝉蜕6克，僵蚕6克，片姜黄6克，赤芍10克，防风6克，白芷6克，生大黄粉（分冲）2克。6剂，每日1剂，水煎，早、晚分2次，食后服用。

［六诊］1984年12月10日。面部黄褐斑色素变淡，热郁血分，仍治以化瘀活络方法。白芷6克，防风6克，赤芍10克，冬瓜皮10克，生大黄粉（分冲）1克，蝉蜕6克。6剂，每日1剂，水煎，早、晚分2次，食后服用。

【诊疗思路】本案黄褐斑患者两颊褐色素沉着明显，脉象沉弦而滑，带下黏稠，舌红而苔白腻，显然既非单纯肝经郁热证，也非单纯气滞血瘀、肝肾阴虚、气血亏虚之证，而是既有肝经郁热、气滞血瘀之表现，又有脾湿不化之表现，故赵老治疗用独活、防风、白芷、柴胡、川楝子、赤芍、片姜黄、蝉蜕、僵蚕、生大黄、杏仁、枇杷叶、白头翁、冬瓜皮、茜草等，既注重透泄郁热，理气活血，又注重疏风化湿。如此三管齐下，使气血调畅，湿热瘀血祛除，则色斑自易消退。

肝郁气滞、热瘀阴伤致黄褐斑：凉血育阴，泄热化瘀

张某，女，26岁。

［初诊］1983年9月19日。面部褐色素沉着，舌红，苔薄黄，脉象弦细且数。

治法：凉血育阴，泄热化瘀。

处方：紫苏叶6克，防风6克，荆芥穗6克，片姜黄6克，蝉蜕6克，僵蚕10克，白芍10克，白头翁10克，焦三仙各10克，生大黄粉（分冲）1克。6剂，每日1剂，水煎，早、晚分2次，食后服用。

［二诊］1983年10月17日。药后褐色素沉着见轻，脉象弦细且数，肝经郁热，用疏泄郁热、活血化瘀方法治之。旋覆花（包）10克，白芷6克，防风6克，川芎10克，生地榆10克，川楝子10克，蝉蜕6克，钩藤（后下）10克，生大黄粉（分冲）1克。10剂，每日1剂，水煎，早、晚分2次，食后服用。

【诊疗思路】该患者面部褐色素沉着，舌红，苔薄黄，脉象弦细且数，显然为肝郁气滞、热瘀阴伤所致，故赵老用紫苏叶、防风、荆芥穗、片姜黄、蝉蜕、僵蚕、白芍、白头翁、生大黄等，以凉血育阴，泄热化瘀而褪色斑。

热郁湿阻、络脉瘀滞致黄褐斑：泄热化湿，活血通络

瞿某，女，30 岁，1981 年 5 月 6 日诊。面部两颊褐色素沉着，舌红，苔白腻，脉象沉而弦细。

治法：泄热化湿，活血通络。

处方：荆芥炭 10 克，防风 6 克，白芷 6 克，杏仁 10 克，桃仁 10 克，茜草 10 克，白头翁 10 克，竹茹 6 克，川楝子 10 克，马尾连 10 克，黄芩 10 克。6 剂，每日 1 剂，水煎，早、晚分 2 次，空腹服用。

【诊疗思路】该黄褐斑患者见舌红，乃内热之征，苔白腻为湿浊之象，脉象沉而弦细，说明气血瘀滞不畅，由此可知其黄褐斑乃热郁湿阻、络脉瘀滞所致，故赵老用荆芥炭、防风、白芷、杏仁、桃仁、茜草、白头翁、竹茹、川楝子、马尾连、黄芩等，疏风泄热化湿，凉血活血，化瘀通络以退斑。

四、皮肤瘙痒症

皮肤瘙痒是指仅自觉皮肤瘙痒而无原发性皮肤损害的症状，需与湿疹、虫咬皮炎、虱病、疥疮、异位性皮炎、神经性皮炎等皮肤病引起的瘙痒鉴别，临床可分全身性和局限性两大类。全身性皮肤瘙痒可为尿毒症、肝硬化、甲状腺功能亢进或减退、糖尿病、恶性肿瘤及神经性疾病或精神疾病的伴发症状或首发症状。老年性瘙痒多因皮脂腺功能减退、皮肤干燥等因素所致。局限于肛周的瘙痒多与蛲虫病、痔疮、肛瘘等有关；女阴处瘙痒多与白带、滴虫性阴道炎、霉菌性阴道炎、淋病及宫颈癌有关；阴囊皮肤瘙痒常与局部多汗、摩擦、真菌感染有关。瘙痒常为阵发性，尤以夜间为重，饮酒、喝咖啡及浓茶、辛辣饮食、情绪变化等都可促使瘙痒发作或加重。且瘙痒日久，常继发抓痕、血痂、色素沉着，甚至引发淋巴管炎和淋巴结炎。中医学认为皮肤瘙痒多因血虚风燥、阴虚血热、风湿蕴阻等因素所致，临床只有辨清病因病机，才能正确立法治疗。

肝火伤阴、皮肤失养致皮肤瘙痒：疏风清热，凉血育阴

赵某，女，56 岁，1985 年 1 月 14 日诊。右脉弦细且滑，按之略数，左脉

弦细而数，舌红，苔白而干，心烦急躁，口干唇裂，数年不愈，阴分不足，郁热内扰，故遍体奇痒难忍。

治法：疏风清热，凉血育阴。

处方：川楝子10克，柴胡6克，黄芩10克，防风6克，紫草10克，紫花地丁10克，赤芍10克，茜草10克，白茅根10克，芦根10克，焦三仙各10克，槟榔10克。6剂，每日1剂，水煎，早、晚分2次，空腹服用。

【诊疗思路】本案患者遍体奇痒难忍，兼见心烦急躁，脉象弦细滑数，口干唇裂，舌红，苔白而干，显然为肝经郁热化火伤阴而皮肤失养所致，故赵老以川楝子、柴胡、黄芩、防风等，疏肝解郁以透热；以紫草、赤芍、茜草、芦根、白茅根等，清热凉血而育阴。血分郁热透泄，阴液恢复，皮肤得养，瘙痒自消。

五、脱发

脱发是指头发异常或过度脱落而引起头发稀少的病理现象，可因精神压力过大，睡眠不足，内分泌异常，机体营养不良，接触放射性物质等多种因素引起。中医学认为发为血之余，肾之华在发。故头发的生长情况与精血的状况密切相关。凡精血不足，或热郁湿阻、气血瘀滞等原因，使毛发得不到精血的正常濡养，都会导致病理性脱发的发生。因此，治疗脱发，必须坚持辨证论治的原则，虚则补之，实则泻之，气血瘀滞则通畅之，而不可一味补益精血。

湿热内郁、寒凉外遏致脱发：宣郁化湿，透泄郁热

姜某，女，35岁，1984年11月5日诊。左脉弦细，右脉细小弦数，舌红，苔白腻而滑，五心烦热，胸脘痞满，脱发较多。湿热内郁，寒凉遏阻气机。

治法：宣郁化湿，透泄郁热。

处方：紫苏梗6克，藿香（后下）10克，半夏10克，草豆蔻3克，郁金6克，杏仁10克，枇杷叶10克，焦三仙各10克，蝉蜕6克，竹茹6克。6剂，每日1剂，水煎，早、晚分2次，空腹服用。

【诊疗思路】中医诊疗，特别强调辨证论治，而要正确治疗，首先必须辨证准确。然要做到这点，谈何容易？不少初上临床的医生，辨证犹如盲人摸

象，如一见本案患者有五心烦热，就认为是阴虚；一见其脱发较多，就认为是血虚。然赵老却根据其脱发而兼见五心烦热，胸脘痞满，左脉弦细，右脉细小弦数，舌红，苔白腻而滑等症，综合分析，认为其既非阴虚，也非血虚，而是湿热内郁、寒凉外遏所致，故治疗既不养阴，也不补血，而是用紫苏梗、藿香、半夏、草豆蔻、郁金、杏仁、枇杷叶、蝉蜕、竹茹等，宣郁化湿，透泄郁热治之。由此可见，临床辨证，只有四诊合参，对脉舌症进行全面分析，才有可能做出正确的诊断。若一叶障目，不见全貌，就难免发生盲人摸象的错误。

湿郁不化、胆火内扰致脱发：清化湿浊，兼泄胆热

周某，女，33岁，1983年10月24日诊。两脉弦细且滑，舌红而尖部起刺，苔白腻，脱发较多，心烦梦多，经常腰痛，身楚乏力，月经色深有块。湿郁不化，胆火内扰。

治法：清化湿浊，兼泄胆热。少食甘甜。

处方：羌活3克，独活3克，防风6克，黄连粉（分冲）3克，黄芩10克，竹茹6克，半夏10克，杏仁10克，焦三仙各10克，蝉蜕3克。6剂，每日1剂，水煎，早、晚分2次，空腹服用。

【诊疗思路】本案患者脱发多而兼心烦梦多，腰痛，身楚乏力，月经色深有块，脉弦细且滑，舌红而尖部起刺，苔白腻等症，显然由湿郁热扰、气机不畅所致，故用羌活、独活、防风、黄连、黄芩、竹茹、半夏、杏仁、蝉蜕等，清化湿热，疏畅气机，以促进生发，缓解身楚腰痛等症。中医学认为，多吃甘甜食物，易生湿热，阻滞气血运行，导致脱发、骨痛等症，正如《素问·五脏生成》所说："多食甘，则骨痛而发落。"故有脱发、骨痛之症的患者，应尽量少食甘甜之物。

六、斑秃

斑秃又称"圆形脱发"，俗称"鬼剃头"，中医称其为"油风脱发"。中医学认为发为血之余，阴血不足或气血瘀滞等原因，使毛发失养者，均可导致本病，故临床上主要分肝郁气滞、肝肾阴虚、血虚生风、血瘀毛窍等证型进行治疗。肝郁气滞型临床主要表现为情志不遂，胸胁胀满，脱发迅速，舌红苔白，

脉弦等；治宜疏肝理气。肝肾阴虚型临床主要表现为病程日久，脱发反复发作，五心烦热，腰酸腿软，遗精盗汗，舌红少苔，脉细数等；治宜滋补肝肾。血虚生风型临床主要表现为脱发多在久病或产后，面色萎黄，甚则苍白，失眠多梦，月经量少，甚则经闭，舌淡苔白，脉细弱等；治宜养血息风。血瘀毛窍型临床主要表现为脱发前先有头痛或头皮刺痛，舌瘀暗或有瘀点、瘀斑，脉沉涩有力等；治宜活血通窍。

痰湿内阻、血分郁热致斑秃：清化痰湿，兼泄郁热

杨某，男，30岁。

[初诊] 1983年11月28日。体丰面赤，头发斑秃严重，眉毛亦脱，舌红，苔白腻，脉弦数。痰湿内阻，血分郁热。

治法：清化痰湿，兼泄其热。病程日久，难以速愈，当以丸药缓图。

处方：紫苏子30克，莱菔子30克，白芥子20克，冬瓜子40克，皂角子20克，茜草30克，大黄20克，牡丹皮20克，赤芍20克，白头翁40克，生地榆30克，炒槐米30克，焦三仙各30克，槟榔30克。共研细末，炼蜜为丸，每丸重6克，早、晚食后各服2丸。

[二诊] 1983年12月12日。斑秃，眉毛亦脱，血分积热，用凉血育阴方法治疗。红花6克，防风6克，茜草10克，马鞭草6克，苏木6克，黄芩6克，莱菔子6克。6剂，每日1剂，水煎，早、晚分2次，食后服用。

[三诊] 1983年12月19日。斑秃发作，热郁血分，湿阻中焦，拟凉血折热。蝉蜕6克，僵蚕6克，片姜黄6克，川楝子10克，防风6克，白头翁10克，生大黄粉（分冲）1克。6剂，每日1剂，水煎，早、晚分2次，食后服用。

【诊疗思路】本案斑秃患者体丰面赤，舌红，苔白腻，脉象弦数，显然其斑秃非因气血不足和肝肾阴虚而起，乃因痰湿内阻、血分郁热，使气血运行不畅、发失其养所致，故赵老用紫苏子、莱菔子、白芥子、冬瓜子、皂角子、茜草、大黄、牡丹皮、赤芍、白头翁、生地榆、炒槐米、槟榔、红花、防风、马鞭草、苏木、黄芩等，清化痰湿、凉血泄热，以期痰湿祛除，气机调畅，血中郁热透泄，使发得气血所养而落发再生。但毕竟病程日久，发难速生，故患者必须对治疗的艰难性和长期性有充分的认识，坚持治疗，如此方可收功。

跌打损伤

中医学认为，跌打损伤虽为外伤，但却往往伤及于内，故除部分患者因皮肉破损而见出血外，还有很多患者并非以出血为主，而是因内伤筋骨，甚至连及内脏，使气血凝滞，经络不通，而表现为局部青紫肿胀、麻木疼痛等症。也有的患者伤口虽合，出血虽止，但内伤未愈，气血经络未畅，故肿痛经久不除。故治疗需根据不同情况，采取不同的治法。如跌仆初始，出血肿痛明显时，当以凉血止血为主；若出血已止，气血凝滞，经络不通，肿痛麻木等症经久不除时，则不可轻用寒凉凝涩之药，而当用辛散温通之品，以行气活血，舒筋通络，使经络疏通，气血流畅，则肿痛自消。当然，若因失血过多，或素体脾胃虚弱，肝肾虚损，气血不足，伤口难合，筋骨难接者，又当健脾胃，补肝肾，益气血，强筋骨，促其痊愈。

跌打损伤，气血瘀滞，经络不通：理气活血，通络止痛

邓某，男，50岁。

[初诊] 1983年11月21日。跌仆之后，两臂麻木，肿胀疼痛，日久不愈，脉象濡滑，舌淡红，苔白。

治法：活血通络。

处方：紫苏叶6克，紫苏梗6克，秦艽6克，乳香3克，忍冬藤10克，桑枝10克，海风藤10克，木瓜10克，伸筋草10克，焦麦芽10克。5剂，每日1剂，水煎，早、晚分2次，空腹服用。

[二诊] 1983年11月28日。药后肩臂麻木肿痛减轻，脉象濡滑，再拟活血通络，以缓疼痛。紫苏叶10克，紫苏梗10克，旋覆花（包）10克，当归10克，乳香3克，络石藤10克，伸筋草10克，片姜黄6克，焦三仙各10克。6剂，每日1剂，水煎，早、晚分2次，空腹服用。

【诊疗思路】本案患者，跌仆日久，肩臂仍麻木肿痛，舌淡红而苔白，脉象濡滑，显然为肩臂气血瘀滞、经络不通所致，故赵老用紫苏叶、紫苏梗、秦

芃、乳香、忍冬藤、桑枝、海风藤、木瓜、伸筋草等，疏风透络，舒筋缓急，理气活血，而获良效。

跌打损伤，肝郁气滞，痰热壅阻：疏调气机，清化痰热

刘某，女，45岁。

[初诊] 1983年10月24日。跌仆之后，肩臂作痛，胁胀脘闷，日久不愈，两脉沉涩，舌红，苔白滑而腻。肝郁日久，痰热壅阻，气机不畅。

治法：疏调气机，清化痰热，治在肝胃。

处方：柴胡6克，黄芩10克，蝉蜕6克，僵蚕10克，竹茹6克，郁金6克，莱菔子6克，冬瓜子10克，杏仁10克，枇杷叶10克。6剂，每日1剂，水煎，早、晚分2次，空腹服用。

[二诊] 1983年11月11日。肩臂疼痛减轻，脉象沉涩，舌苔白滑而腻，继用宣郁化痰方法治疗。片姜黄6克，蝉蜕6克，僵蚕10克，紫苏子10克，莱菔子10克，白芥子5克，冬瓜子10克，桑枝10克。6剂，每日1剂，水煎，早、晚分2次，空腹服用。

【诊疗思路】中医学认为，肝主藏血，五行属木，主一身之筋及络脉，其性喜条达而恶抑郁，主疏泄而恶壅塞。故凡风痰内阻，气血瘀滞，导致肢体麻木疼痛，经久不愈者，多责之于肝。另外，脾胃为后天之本，五行属土，主水谷及水湿之运行，为一身气血生化及筋骨濡养之源。若脾胃运化失健，则水湿内停，痰浊内生，也易阻滞经络，出现肢体麻木肿胀之症。本案虽为外伤之患，但其见肩臂作痛，胁胀脘闷，两脉沉涩，舌红，苔白滑而腻等症，无不与肝郁气滞、痰热壅阻有关，故赵老治之，从肝与脾胃入手，用柴胡、黄芩、蝉蜕、僵蚕、竹茹、郁金、莱菔子、冬瓜子、杏仁、枇杷叶等，疏调气机，清化痰热，以通络止痛，正是求本之治。

跌打损伤，气血瘀滞，阴液不足：升降气机，滋阴活络

李某，男，43岁，1984年12月24日诊。跌伤之后，肩臂拘急疼痛日久，脉象细数，舌红且瘦。

治法：升降气机，滋阴活络（用升降散加减）。

处方：柴胡6克，白芍10克，枳实6克，半夏10克，蝉蜕6克，僵蚕10克，片姜黄6克，旋覆花（包）10克。6剂，每日1剂，水煎，早、晚分2次，空腹服用。

【诊疗思路】本案患者肩臂跌伤而拘急疼痛日久，脉象细数，舌红且瘦，显然既有气血瘀滞，又有阴液不足而筋脉失养之证。故赵老用柴胡、白芍、枳实、半夏、蝉蜕、僵蚕、片姜黄、旋覆花等，一面升降气机、活血通络，一面滋补阴液、以柔肝脉。如此通补并用，双管齐下，使气血得通、经络得养，自然肩臂拘急疼痛等症易除。